龚幼龙 编著

的四梁八柱

长寿

Changshou De Siliangbazhu

复旦大学 出版社

序

梁柱者，大厦之赖以支撑者也。若将人之健康长寿比之于大厦，则其梁柱为何？四梁八柱一词近年又多转意为复杂事物之纲领、处理之入口。健康长寿涉及内因、外因，遗传、环境，营养、锻炼，躯体、心理等，自是极其复杂之事物。认识健康长寿、争取健康长寿之四梁八柱何在？

古今之人莫不希望长寿，秦始皇求不死之药，太上老君炼长寿之丹，表达了人们的一种愿望罢了。古代生产力低下，人们衣食尚难周全，生存已属不易，长寿更难指望。近代科技发展，生产力提高，凡社会进步之国家，人们"期望寿命"多有延长。追求健康长寿乃成必然之势态。

如今我国国泰民安，民众追求美好生活的愿望，得到了充分的释放。健康长寿当然是其中重要的内涵，问题在于如何实现健康长寿？于是各种健康指南、长寿秘诀纷纷出笼。有说是要增加营养，有说是要吃补药，有的提倡运动，有的提倡静养，有介绍拉筋的，有介绍打坐的，等等。信息社会，信息来源多且广虽是好事，但是，五花八门的说法也让人们无所适从。

健康长寿之梁柱何在？一天，复旦大学出版社的编辑朋友给我打来电话，说是有一本《长寿的四梁八柱》将在该社出版，问我能否给写个序？并介绍说该书是本校公共卫生学院龚教授所著。我未多加思索便答应下来，一是因为这书名起得好，顾名思义，是介绍健康长寿之道的。二是因为我向来敬重公共卫生专家，因为他们所研究的是群体性的健康问题，较诸临床医师视野更为开阔。不过，等到收到龚教授的简介，我却犹豫起来，龚幼龙教授是我们原"上医"的老学长，为老学长的著作写序，这让我很有些诚惶诚恐。

花了些时间拜读了龚教授的大作，却又使我萌生必须写一点文字，用以向该书的读者推荐的想法。因为一是此书的内容实在是太丰富了，健康长寿本是一个系统工程，涉及之面极广，市面上讲述健康长寿的书大多强调一点不及其余。龚教授是社会医学专家，研究的就是影响人群健康的因素、促进人群健康的策略，将毕生研究工作的积累写入书中，岂是一般作者所能比肩。二是该书的内容中有许多独到之处，如对心理、感情、家庭和睦、社会适应等与健康长寿的关系有大量的描述和论证，这在一般健康保健类的科普书籍中并不多见，因为此类内容较难准确描述。龚教授是社会医学专家，写来自然得心应手；又如对于疾病的医疗乃至生死的看法以及应对之策。秉辉读书不多，讲养生保健、谈健康长寿的书似乎还忌讳谈到这些话题。

龚教授的这本书中不但谈到了这些问题,而且还用他自身患病、治疗的过程作为实例进行表述,令人十分信服。三是近年提倡科学普及,亦有大科学家写科普文章者,但读来难免生涩。龚教授是大学问家,但所著该书却极为通俗易懂,而且龚教授还长于总结归纳,如长寿有三性、生命有四天、长寿有三境界、养生有四养等等,表述清晰,易学易记。龚教授之文笔如行云流水,书中引用古典诗词,乃至顺口溜、打油诗无不恰到好处,体现了龚教授深厚的文学功底。

凡此种种,皆是极欲向诸君介绍该书之理由,诸君鉴赏能力必胜于秉辉,读后必能更多领略书中精妙之处。该书为诠释长寿之道而作,诸君读后如能遵照实行,何愁不能长寿?诸君应知龚幼龙教授今年高寿已近九秩,尚能亲自著成该书,足见体力、智力俱佳。若问何以能达此境界?其理尽在该书之中。

读龚幼龙教授大作获益良多,缀文以表敬意,实不敢称之为序。

复旦大学上海医学院内科学教授

上海科普作家协会名誉理事长

杨秉辉

2021 年 4 月

前　言

　　人老了,追求知识和事业的热情可能减少了,家庭的
负担也轻了,但是健康的压力却增加了。其实健康是知
识、事业和家庭幸福的基础。享受生活,追求健康,延年益
寿应是人到"80后"的主要目标,我们两人就处在这一
时期。

　　我们在学校学的是公共卫生,从事的专业分别是社会
医学和营养卫生学。社会医学研究人群的健康状况,影响
人群健康的因素,提高人群健康的对策。营养卫生研究合
理营养的基础和平衡膳食的原理。这两门学科都与我们
这个年龄人群面临的健康问题和延长寿命的挑战密切相
关。于是我们尝试把学术研究的知识和自己的健康生活
方式相结合,探讨长寿的影响因素和实践健康长寿的生活
方式。

　　延长寿命是一门深奥和复杂的学问,长寿有三性,即
复杂性、持续性和偶然性。复杂性是生命现象的一个本
质,社会、自然、外因、内因、宏观、微观、环境与机体等许多
因素都会影响寿命的进程,许多分子生物医学探索生命奥

秘的研究还刚开始。持续性是因为延长寿命是一辈子的事,不是一时一事的努力能决定的。人老了,想要做到长寿,有点临渴而掘井的感觉,但是既往未可及,未来犹可追,好事总不晚。其实长寿是长期健康生活方式的积累。前半生的健康基础是否牢固,是否已经积累了良好的健康条件,值得回顾。更往前推,遗传基因已经在父母的胚胎中注定了。人的生命有四天,前天、昨天、今天和明天,前天就是命中注定的意思,明天值得前瞻。偶然多变性是指不可预见的原因太多,一个偶然因素出现,生命就会终结。3 个特性综合作用的最终结果就是长寿。观察人群寿命的现象类似一个正态分布的曲线。少数人短命,绝大多数人处于平均寿命,只有少数人登上长寿的高峰。社会进步了,科学发达了,医学水平提高了,关心长寿的人越来越多,寿命越来越长是大趋势,不可阻挡。

在长寿的舆论媒体中,有一种众说纷纭、莫衷一是的感觉。有两句话适用于对待长寿的态度:顺势而为,量力而行。顺势就是要掌握长寿的规律,了解影响寿命的主要原因:它有正向、负向的两个方面,对照自己的生活方式,也有积极的、消极的两个方面,就是有利和有害两种环境和两种行为生活方式在自己的身体里交织着。《长寿的四梁八柱》想告诉读者追求长寿的这个"势"的正确方面要顺势坚持,错误方面要逆势放弃。长寿的日常生活习惯执行有的不易,多数不难,如要坚持睡好 6.5～8 小时,饮食一日三餐要荤素搭配，营养均衡，常吃八分饱，坚持天天走路，每天饮8杯水，多思考常用脑，常常乐观待人、待事，拥有好心态等。多项国内外百岁长寿老人的调查结果表明：长寿原因千差万别，共同结论是遵循上述的良好生活方式，尤其是良好的心态，这是长寿老人必须具备的第一要素。这些日常生活中的习惯犹如老生常谈，都是普通常识，并无深奥理论，但是寓平凡于真理之中。为便于记忆，归纳为"六有"：即生活有规律，饮食有节，运动有度，用脑有法，心态有恒，就医有方。"六有"加上戒烟少酒就有60%成功的机会（WHO的结论）。"六有"已经渗透在人们日常生活的每一时刻，要做到不难，但要坚持一辈子又不易，要有决心和恒心，8年、10年，持之以恒，一辈子坚持才能真正见到成效。但愿你在阅读本书后会提高一点认识，增加一点信心，提高一点良好生活习惯的自觉性，此愿足矣。

时代在进步，生活将越来越美好，祝愿每位读者及其家人健康长寿！

真幼龙　陆瑞蒂

2020年11月

目　　录

长寿的四梁八柱

目录

概 述 篇

1 长寿的四梁八柱

四梁八柱源于建筑结构,首创于卫生系统改革,后来在经济体系改革中也被广泛应用。对一个复杂多因素事物的影响因素进行分析,适宜于用四梁八柱表述。延缓衰老、延长寿命也受许多因素影响,下文试用四梁八柱的理念,从目标-策略-措施的流程分析入手,探讨影响长寿的因素(图 1-1)。

1.1 好心态

2009 年诺贝尔奖获得者伊丽莎白·布克莱本说:"长寿因素中 25% 归因于合理饮食,25% 为其他,50% 与好心态有关。"好心态的第一个要求就是要存好心,干好事,说好话,做好人。

一个人心地善良,心存正念,心态平稳,身体内会产生一种神经传导物质,类似多巴胺类的"益性因子",能促进体内的新陈代谢,增加免疫力,减少疾病的发生。反之,一

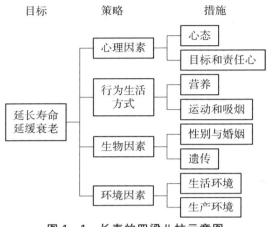

图 1-1 长寿的四梁八柱示意图

个人心胸狭窄,刁钻营私,损人不利己,长期处于心理紧张状态,体内应激反应系统亢进,丘脑-垂体-肾上腺轴系统能分泌一种"压力激素",损害免疫系统和心血管系统。加州大学一项研究对7 000多人进行为期9年的连续跟踪观察,结果发现凡是常怀恶意、心胸狭窄、损人不利己者与心地善良者比较,心血管系统疾病病死率高1.5~2倍。可见:心善能长寿。

好心态的第二个要求是要乐观,心情愉悦,知足常乐。杭州灵隐寺有一副对联:"人生哪能都如意,万事只求半称心。"半称心是一种好心态。十全十美的事世上难求。老年人对自己健康要心安理得,自得其乐,知足常乐。

好心态第三个要求是要有好脾气。暴躁半是性格半是修养,讲究修养可以使坏脾气转化为好脾气。生气分自己生气和别人生自己的气两类。林黛玉是最易生气的典型人物,既无缘由自己生气,又常无故生别人气。最好的典型是从不生自己的气,旁人惹你也不生气,这是修养的最高境界,称得上好脾气的"超人"。脾气大,怒发冲冠,面红耳赤,看不见的变化是心血管扩张,血压升高,内分泌系统失调。结论是脾气大小与寿命呈负相关。《黄帝内经》指出:"百病至于气也,怒则气上,悲则气急,惊则气乱,喜则气缓,劳则气伤。"

人们总结了好心态的9种表现都可以延年益寿,它们是:笑是营养素,良言是有效药,朋友是不老丹,宽容是调节器,知足常乐是开心果,淡泊是免疫剂,随遇而安是大智慧,善良是福根,奉献是收益。9句顺口溜说出了好心态的好收获。

1.2　生活要有目标

目标激发人的活力。有目标就要关心人、想做事、有追求、能奋斗。人有了目标,脑子开动,就会有行动,全身都活动起来。脑子开动,脑细胞活跃,脑血管扩张,血流加速,血液中的营养物质和氧分子源源不断地供应脑细胞。反之,人没有了目标和追求,脑细胞处于静止状态,长年累月,脑萎缩不可避免,发展下去就是老年痴呆症。用进废退学说应用在脑细胞的代谢规律方面是合适的。

人有了目标，脑子一活动，带动全身活动。动脑、动手、动腿、动心，全身脏器都带动，就是健身运动。老年人不一定要有宏伟的目标，读书、学习、做家务是目标，唱歌、跳舞、交友、旅游也是目标。人生没有目标，减少了思维和行动，衰老过程自然加速。人生没有目标，衰老和死亡就是唯一等待着的目标。

1.3 良好生活方式

世界卫生组织（WHO）提出，影响健康的因素中，40%以上是由行为生活方式引起的。生活有规律，没有不良嗜好，讲究个人卫生和环境卫生，注重自我保健，及时就医等都是健康的生活方式。良好心态和健康生活方式是可以自主选择的两个重要的长寿措施。瑞典老年学会研究认为，良好生活方式是长寿的决定因素之一。长寿者的良好生活方式共同特点有：①生活有规律，工作和休息有序，兴趣广泛，生活内容充实。②重视个人卫生和环境卫生。③生活中要严格遵守几多几少：零烟多茶，少酒多水，少怒多笑，少吃多嚼，少烦多静，少衣多浴，少说多做，少要多给，少停多动，少车多步，少药多动。

1.4 饮食和运动

饮食和运动是生活方式中最重要的两个健康项目。健康四大基石是：合理饮食、戒烟戒酒、适当运动及心理平衡。2017年，《新英格兰医学杂志》报道哈佛大学公共卫生学院提出的合理膳食模式,说明长寿不是哪个单一食物的独立作用,而是健康膳食模式的综合作用。它包括:尽可能摄入全谷类食物、水果、蔬菜、坚果、低脂或脱脂奶类、豆类和鱼类,多吃富含不饱和脂肪酸的食物,限制饱和脂肪酸和反式脂肪酸食物的摄入量,尽量限制加工肉类、红肉、含糖饮料和高精制谷类食物的摄入,并且适当控制盐的摄入量。这个膳食模式明确倡导健康饮食和控制饮食,具有相当的指导意义。当然,适当运动对降低心血管系统疾病患病风险有一定好处。

应该指出,常吃七八分饱也是一条重要的原则。马来西亚 92 岁的总统马哈蒂尔介绍他保持健康的一条经验,常吃七分饱,坚持了几十年,值得借鉴。

生命在于运动,水不动是死水,钱不动是废纸,人不动是废人。保持良好人际关系和健康身体要提倡六动:朋友要走动,团队要活动,友情要互动,资金要流动,成功要行动,健康要运动。

锻炼能健身是应有之义,锻炼能延年益寿要持之以恒,方见成效。锻炼能加速血液循环,增加脑的血液供应,改善脑的功能,进一步又发现运动能让脑部 3 个主要功能区颞叶、额叶和枕叶之间互相网络联络的增强,可以减缓脑的衰老进程,又能延缓整个机体的衰老进程,是出人意料的。运动能延缓人体的衰老进程,功莫大矣。

戒烟戒酒是人们可以自主选择的又一个重要的生活方式。年轻时自认为身强体壮，往往忽略烟酒的危害，养成习惯，待到年老体弱，损害已经形成，悔之晚矣。

1.5 遗传与性格

长寿者 50% 为外部因素的作用，50% 与内在因素相关，其中 10% ～ 15% 与遗传因素有关。学者发现基因 ApoE 能控制胆固醇转化，ApoE2 能减少心脏病的发生，ApoE4 易得老年痴呆症。人们在 40 岁以前，行为生活方式对健康起着主要作用，到 80 岁时遗传对寿命的重要作用逐渐增加。美国叶史瓦大学的研究报道指出："百岁老人中 70% 与遗传因素相关。"哈佛医学院对 309 名 91～109 岁老人的基因分析发现，95% 的研究对象身体内具有第四对染色体基因，这对基因具备对抗 10 种疾病的功能。

母亲怀孕期间的健康状况可以遗传给下一代。孕妇怀孕期间营养不良，下一代儿童易得心脏病。孕妇营养过剩，下一代易患糖尿病。孕妇日照过度，下一代得皮肤病的概率增加。宏观研究发现：爷爷奶奶年龄在 90 岁，甚至 100 岁及以上，下两代长寿的概率要比一般人群大得多。长寿亲属中与你的血缘关系越近，你自己长寿的概率也越大。母亲长寿对子女寿命的影响一般要大于父亲。

双胞胎的基因相近，死亡时间与常人也有差异。男性双胞胎之间死亡时间相差 4 年，女性为 2 年。一般人群兄弟姐妹死亡时间相差 9 年。说明同卵双胞胎的基因接近，寿命也较为接近。

复旦大学生命科学院王笑峰指出："生活方式可以促使基因发生改变。例如，染色体上端粒的长度与寿命相关，但是营养因素可以改变端粒（telomerase）的长度。"这一发现说明后天获得的因素是可以改变基因的结构。

性格、情绪与健康有关。人处于暴怒、妒忌、恐怖和怨恨状态时，向杯子里呵一口气，可以呈现不同的颜色，能分析出不同的化学成分。情绪正常时，呵气呈现透明状；暴怒时体内产生的毒素足以致死一只小白鼠，不过还难以确定这种毒素的成分。由此说明性格、情绪与健康相关。

1.6　性别与婚姻

父母生育年龄与下一代的寿命密切相关。清史学家研究发现：清朝一共有 10 个皇帝，共计生育 164 人，前 7 个皇帝平均生育 21 人，后 3 个皇帝平均生育 3 人。在 164 人中，74 人在 15 岁以前夭折。康熙帝 14 岁得长子，18 岁前出生的 6 人全都夭折。雍正帝 17 岁时出生的长子和长女全都夭折。结论：过早结婚，父母身心均未成熟，生育的子女不易正常成长。

（1）性别与寿命

百岁老人中 85% 为女性，15% 为男性。不同的染色体组成可能影响寿命的性别差异。①人体 23 对染色体中，有一对男性为 XY,女性为 XX。X 染色体与 Y 染色体相比较,具有比较强壮的修复功能,可以减少遗传性疾病的发生概率。②雌性激素具有一定的保护作用,可以降低心血管疾病的发生率。③女性的职业风险普遍低于男性,心理缓解的能力普遍强于男性。40 岁以后的女性怀孕后,生殖系统退化功能迟于 40 岁以前怀孕的女性,两者相比,百岁老人发生的概率相差 4 倍。

(2)婚姻与寿命

瑞典医学研究所报道,对 985 名 50～60 岁中老年人追踪观察 10 年。结果发现,白头偕老者死亡率为 14%,离婚、寡鳏者死亡率为 22%。日本的一项研究报道,离婚者的寿命与在婚者相比,男性少 12 岁,女性少 5 岁。丧偶者的死亡率比在婚者相差 10 倍。良好的婚姻关系,在生活上互相照顾,感情上两情相悦,良好婚姻者在身体内会产生一种类似乙酰胆碱的"益性因子",可以增强人体的免疫功能,延缓脏器的衰老。

1.7 社会环境

环境是指影响人类生存和发展的自然和社会环境,环境是影响人类生存和发展的基本条件,也是影响寿命的重要因素。社会进步和发展是人类寿命延长的根本保证。1949—1978 年上海平均期望寿命从 40 岁延长到 76 岁;改革开放 40 年,上海的平均期望寿命又提高了 7 岁。70 岁小弟弟,80 岁多来兮,90 岁不稀奇,100 岁成大器,成为人们的口头禅,是良好社会制度的集中体现。

1.8　生活与生产环境

生产和生活环境与长寿密切相关。据世界各地长寿村及广西巴马报道,当地的水和土壤中富含硒、镭、锌和活性钙等元素,它们的含量均明显高于其他地区。这些物质对降低心血管疾病有明显作用。各地长寿村的共同特点是山青,水秀,天蓝,空气清新,负氧离子浓度高,适宜人们生存。

近年来,中央强调环境保护,绿水青山就是金山银山的理念越来越深入人心,成为各级政府的行动目标,成为改善生产、生活的共同行动,是造福子孙后代、延长寿命的壮举。

长寿是一项系统工程,饮食重要,锻炼也重要,生活条件和环境同样重要。更为重要的是好心态,是良好的人际关系和乐观的性格。四梁八柱列举了一些重要的方面,还有一些重要因素,如医疗服务等不在此一一述及。

健康的影响因素中,60% 为生活方式,15% 为遗传因素,社会因素为 10%,医疗条件为 8%,自然因素为 7%。长寿与健康密切相关,长寿的各种因素影响程度又有些不同。长寿的四梁中,心理、生物、生活方式和环境 4 个因素占据的比重,大致是 4：2.5：2.5：1。

有一段三字经,主要从心态和行为生活方式阐述长寿的一般规律,供参考:管住嘴,迈开腿,零吸烟,多喝水,好心态,莫贪杯,睡眠足,别过累,乐助人,心灵美,家和睦,寿百岁。

2 老年人延长寿命的四大基石

人的自然寿命有 3 种计算方法:一是性成熟期的 8～10 倍,14～15 岁为性成熟期,寿命应为 140～150 岁;二是生长期的 5～7 倍,寿命应为 100～140 岁;三是细胞分裂学说,人的一生细胞分裂大约 50 次,平均分裂周期 2.4 年,由此计算人的自然寿命为 120 岁。总之,不论采用何种计算方法,人的自然寿命达到 120 岁是保守的估计。可是能达到自然寿命这个峰值的,真是凤毛麟角,多数是寿未终而人已寝了。为什么呢?因为人们还没有完全了解延长寿命的规律,掌握长寿的机制。在漫长人生岁月的每一时刻,要珍惜并保护自己,实践有益健康的养生之道。生命过程中自觉和不自觉地接受一些危险因素的侵袭,健康状况与日俱下,慢慢地在摧残自己的生命,让自己的生命之花过早地凋零了。人们常说浪费时间是可惜的,浪费自己的生命更是可悲的,自觉采取维护健康和延年益寿的行动,才是难能可贵和可尊敬的行动。

人人都有长寿的美好愿望。秦始皇追求炼丹养生术，不到 40 岁就一命呜呼了。古代老僧们躲在深山老林里练养生术，也鲜有成功的经验可供推广。科学技术的发展，逐渐揭示长寿的规律。长寿是环境加遗传因素综合作用的结果。2009 年诺贝尔奖获得者伊丽莎白·克莱本说："长寿之道 50% 为心理平衡，25% 为合理膳食，25% 为其他因素。"德国科学家马科思·普朗克说："长寿原因 50% 为外界环境，50% 为内在因素，其中 25% 为遗传因素。"综合上述两个权威学者的意见，长寿 20%～30% 在于遗传，70%～80% 在于环境，包括内在环境和自己的心态。长寿的主动权大部分掌握在自己的手中。本文提出长寿靠养生，养生的要点是"四养"，养心、养胃、养身及养家。养心是指要有好心态，保持心态平衡；养胃是指要平衡膳食；养身是指要适当运动；养家不单要有一定的经济支持，还要有良好的家庭支持和人际关系，扩大到良好的社会支持。"四养"的观点与 WHO 倡导的健康四大基石的理念吻合，健康四大基石面对整个人群健康，"四养"重点面对老年人群，在老龄人群中强调养生保健的要点。

2.1 培养好心态

好心态既是事业成功的基石，也是健康长寿的要素。

好心态的第一个表现是要常怀善心，常存善意，常做好事，常做好人。与人为善常做好事者，心中会产生一种难以言喻的自豪感,愉悦感油然而生。心胸开广、心地坦然者,身体内"压力激素"自然得以抑制,"益性激素"分泌增加,由精神化为物质的一种良性表现是身体内的免疫功能活跃,抗病能力得以加强。许多健康社会调查发现,一组心怀善意、心地坦然的人群与心怀恶意、刁钻营私、损人又不利己者相比较,前一组长寿的概率明显超过后一组。

好心态的第二个表现是有恒心。生活是否有目标、有追求是衡量一个人好心态的又一个重要标志。老年人有目标才能动脑子,勤思考。脑子一动,脑细胞处于活跃状态,脑血流供应充分,脑功能不至于衰退。用进废退学说应用于用脑方面是最为合适的。一个老人懒于动脑,饱食终身,无所用心,脑功能的新陈代谢在下降,脑子慢慢地在萎缩,进一步离老年痴呆症就不远了。

好心态的第三个表现是要有一颗平常心。美国长寿医学会开展了一项大规模调查,在几个发达国家选择百岁老人为调查对象,得出的结论是,绝大多数百岁老人的经济状况既不是大富大贵,也不是贫困潦倒;政治上、事业上没有什么雄心,更没有野心;生活中没有发生过大起大落的事,而是平平淡淡、顺顺利利。这些人对自己的处境易于满足,做到云淡风轻、恬静清心;既不为名利所困扰,也不为金钱所束缚,看淡看清身外之物;用一颗平常心待人处世,也用平常心对待自己的健康和寿命。

好心态的第四个表现是乐观。知足常乐、自得其乐、助人为乐这三乐是为人处世的座右铭。乐观是好心态的一副自我保健的良好处方。耶鲁大学的研究结论是乐观者寿长。有一个研究组对 660 名 50 岁以上人群跟踪观察,发现乐观组人群的高血压、胆固醇的控制率明显优于悲观组。乐观组和悲观组相比较,平均寿命相差 6 岁。乐观组的抗病效果要高过于不吸烟、不喝酒所能发挥的作用。

好心态的第五个表现是拥有好心情。缓解压力,防止急躁、无端生气、动辄怒气冲天,这些都可由自己的情绪控制的,与健康密切相关。以生气为例,将别人惹自己生气和自己生自己气分为 6 种类型。第一种常受别人气,又经常无故生自己气,是林黛玉式的小肚鸡肠短命型。第二种是经常受别人气,自己又不争气的庸人型。第三种是受别人气,又经常气别人的俗人型。第四种是让别人生气,自己不生气的高人型。第五种是不论别人怎么气你,都能淡然处之的能人型。第六种是从不气别人,自己也从不生别人气,还不自己生气的真人。百病生于气,要长寿,不生气、不急躁、不动怒。前 3 种人都是不能控制好自己情绪,气量狭窄,生别人的气,还生自己的气,寿命偏短。后 3 种人都是能控制自己情绪的高人,良性情绪是有利于健康长寿的。

　　好心态的第六种表现是以积极、乐观的态度对待疾病、衰老和死亡。老年人有病是自然现象,不要担心老了就不行了,吃不好,睡不着,生活节奏打乱了,变得不安、焦虑、恐惧。美国医学专家兰金在《安慰剂》一书中提到,人体有个"压力反应"机制,当大脑产生焦虑、恐惧时,体内的皮质醇、肾上腺素等应激激素水平会升高,免疫功能降低,不利于疾病的康复。相反,乐观、积极的情绪会启动体内的"放松反应"机制,促进体内完成疾病自我康复的过程。斯坦福大学的研究人员也发现,积极正面的情绪可以降低71%的死亡风险,从而延长寿命。

2.2　饮食与寿命

　　民以食为天,一日三餐都与健康有关。人的一生要摄入 30 吨食物,每一克都与健康休戚相关。定量研究饮食与寿命的相关程度达到 25% 左右,足见它在延长人类寿命中的重要性。英国权威医学杂志《柳叶刀》发布全球饮食领域大规模的研究报告。在 195 个国家和地区,追踪了1990—2017 年 15 种食物的摄入量,分析了饮食结构与疾病负担和死亡率的关系。结论是全球近 20% 疾病死亡与不健康饮食相关。限于篇幅,现将七大营养素中 3 个最重要的营养素与寿命的关系简要介绍,了解其他 4 个营养素参见本书 18 章"老年人的营养需要与膳食特点"。

（1）碳水化合物

饮食中碳水化合物（糖类）在食物中的比例＜40%和＞70%时，病死率都有增加，碳水化合物比例为 50% 时，风险最小。在对 432 179 名人群跟踪随访 25 年后 40 181 例死亡。分析他们的饮食习惯发现，碳水化合物摄入＞70%时，50 岁年龄组剩余寿命为 32 岁，碳水化合物摄入＜40%时，剩余寿命为 29 岁，碳水化合物平均摄入量为 50% 时，剩余寿命为 34 岁。与碳水化合物适中组比较，高摄入组相差 2 岁，低摄入组相差 5 岁。

西方国家在限制碳水化合物摄入的同时，水果、蔬菜、谷物的摄入量在减少，动物蛋白摄入量在增加。脂肪代谢增加，可能刺激体内炎症反应，促进生物老化机制。高碳水化合物摄入导致高血糖负荷增加。低碳水化合物摄入时，依靠动物蛋白补充会又增加死亡风险，依靠蔬菜、水果、坚果和豆类植物蛋白补充时，死亡风险降低。

（2）蛋白质

浦劳尼特（Pronid）在动物实验中发现，供应 5%～10%蛋白质和 40%～60%碳水化合物食物，白鼠的血压低、糖耐量良好、胆固醇水平正常，寿命为 150 周。另一组供应 50%蛋白质，白鼠的寿命为 100 周。就人类而言，如果长期摄入高蛋白饮食，同样会增加死亡风险。朗各（Longo）对一组 50 岁以上人群跟踪 18 年，累计 6 248 人年,结果发现,与低蛋白质摄入组相比,高蛋白质摄入组人群患肿瘤的风险增加 4 倍,死于其他疾病的风险增加 75%。

蛋白质摄入量与寿命的关系是一个复杂的问题,又要与碳水化合物在一起分析,变量增多,不易控制。因此,对结论要持谨慎态度。在成年期,20% 的蛋白质摄入比例是合适的,人到中老年后,适当在饮食中降低蛋白质的比例,增加碳水化合物和蔬菜、水果的供应是合适的。

(3)脂肪

摄入大量脂肪会增加疾病和死亡的风险,这是肯定的结论。统计显示:与无脂肪肝组的人群相比,50 岁以前出现脂肪肝可减寿 10 年,50 岁以后出现脂肪肝则减寿 4 年。目前倡导减少动物脂肪摄入量,增加植物类脂肪酸和单不饱和脂肪酸的摄入量,可以减少死亡风险。橄榄油、亚麻籽油、核桃、花生、牛油果等都是富含植物蛋白的优质食物,可以代替部分动物蛋白的摄入。

不良饮食习惯中有 10 个是有害于增寿的,它们是:①饭后一支烟;②进食速度太快;③宴席不离生猛海鲜;④饮水量不足;⑤水果当主食;⑥不吃早餐;⑦大量喝咖啡;⑧饮酒;⑨晚餐太丰盛;⑩天天大鱼大肉,饮食过量。

2.3 运动与寿命

心理与寿命互相之间影响程度的关系有许多描述。

运动对寿命的影响缺乏定量依据,但运动对寿命的影响确实存在,而且相当重要。经常运动可以降低多种疾病的病死率,包括高血压、2 型糖尿病、冠心病、血脂异常及脑卒中等。运动还可以提高肌肉骨关节系统的功能,提高睡眠质量。美国科学家分析 6 项队列研究报道(5 项在美国,1 项在瑞典),在 65 万 20～90 岁人群中,分析生活方式中运动对死亡率的影响,在 10 年跟踪期间,有 28 465 例死亡。运动对死亡率的影响是:与不运动组比较,每周快走 75 分钟者,可以延寿 1.8 年;每周运动 150 分钟者可以延寿 3.4～4.5 年。体重正常不运动组与体重正常每周运动 150 分钟组比较,后一组能延寿 3.1 年。肥胖不运动组与体重正常又每周运动 150 分钟组比较,后一组能延寿 7.5 年。无论参加何种运动,体育运动和体力活动,无论何种研究报告的结论,都是相同的,运动可以延长寿命,生命在于运动的真理得以确认。

　　人们希望延长寿命的愿望从未停止。科学家们在分子生物学水平的基础上研究运动与延长寿命的证据,成为一个热门课题。端粒是真核生物染色体末端的特殊结构,端粒酶(telomerase)是由 RNA 和蛋白质组成的 RNA 类蛋白质的复合物,两者都与寿命有密切关系。科学家发现,运动能使人体的骨骼肌细胞、白细胞和心肌细胞中端粒酶的活性增加,延缓端粒缩短的进程。端粒的长度与人的寿命直接相关,细胞分裂一次,端粒缩短一些,端粒不能再短时,细胞便凋亡了。运动能通过增强端粒酶的活性,延缓端粒变短的过程,达到延长寿命的目的。彻卡斯(Cherkas)研究运动人群与安静人群,比较他们的端粒长度,发现 3 种现象:第一种现象是呈正相关,运动人群与安静人群的端粒长度,相差 10 个生物年龄;第二种现象是中等运动量与安静组比较时,端粒长度与运动无相关;第三种现象是倒"U"形相关,50～70 岁年龄组低运动量时与端粒长短无相关。中等运动量组端粒长短介于高低运动量两组之间。高运动量组的端粒缩短程度要低于前两组。结论:端粒长短与寿命呈正相关,运动能增强端粒酶的活性,通过端粒酶的作用,能减缓端粒缩短的进程。

2.4　爱家和拥有良好的人际关系

老年人是弱势群体,最需要家庭、朋友和社会的关心和支持。老年人基本脱离了社会活动,相当孤独,需要家人、朋友和社会的关心。有个老伴,有几个老友,是化解孤独的有效方法,也是健康长寿的重要途径。

从宏观上分析,长寿需要依靠社会进步、经济发展、科技先进、医疗卫生事业发达等许多综合因素的作用。从个人的努力和修养的角度而言,长寿靠养生,养生要"四养",养心、养胃、养身、养家和建立良好的人际关系。WHO 倡导的健康四大基石,合理饮食、适当运动、戒烟限酒、心理平衡是对整个人群健康而言,本文提的"四养"是适合老年人追求健康长寿目标而通过个人能够努力做到的。老年人是弱势群体,烟酒已不是主要健康危险,良好家庭和人际关系成为老年人突出的健康需要,所以代替戒烟限酒,四养成为老人健康长寿的养生四大基石。

3 长寿三字经

自古以来,长寿是人们追求的美好梦想,只有少数人能美梦成真,多数人成为黄粱一梦。这是为什么呢?因为成功者掌握了长寿的真谛,顺应了长寿天时、地利、人和的规律。失败者则是忘记或是违背了长寿的规律。什么是长寿的规律?要顺天时、适地利、合人和,三者缺一不可。天时主要是指遗传因素,从生命开始阶段、胚胎孕育阶段已经种下了遗传基因,决定了是否带有长寿的优势。地利是指人们所处的生产、生活和社会环境是否有利于寿命的延长。与 70 年前相比,现在人们的寿命已经延长了近 1 倍。因为我们处于一个良好的社会环境中,人们的寿命普遍提高了。人和是指人们选择的行为、生活方式要有利于增强健康、延年益寿,而不是相反。自觉了解长寿的规律性,才能选择最合适的生活方式,实现健康长寿的目标。有一些百岁寿星并不一定能讲出多少道理,了解长寿的规律,考察他们的生活,一定会发现符合长寿规律的许多闪光点。因此,自觉提高对长寿规律性的认识是实现长寿目标的第一步;第二步是分析,要具体分析和发现自己在天时、地利、人和 3 个领域中的优势和不足,扬长弃短,趋利避害,制订适合自己特点的规划;第三步是行动。因此,可以将健康长寿三部曲总结为认识、分析和行动。在我国提高思想觉悟是人人明白且都在努力地行动,但是提高人们健康和长寿的自觉性并不像提高思想觉悟那样普及,以及得到重视。提高对生命规律的认识,提高对健康和寿命的规律性的认识,应该成为生命本质需求的一种自觉性和美好愿望。因此,对长寿规律的认识,有学习、强调和推广的必要。

天时、地利中的遗传和环境因素已有专篇述及,下文只对人和因素中的行为生活方式做进一步探讨。

WHO 在 1948 年刚成立时就对健康提出定义:"健康是躯体上、精神上以及社会适应上的完好状态,而不是没有疾病"。健康有 3 个层次的含义,包含生理、心理和行为生活方式的完好状态。长寿同样包含生理、心理和行为生活方式 3 个方面的完好状态。健康是基础,长寿是目的。下面从生理、心理、行为生活方式 3 个方面的特征探讨长寿的规律性。

3.1 生理特征

衡量长寿特征的重要指征如下：

1）血压、血脂、血糖　这 3 个指标是衡量人们是否处于正常生理状态，以及异常状况对健康的影响。

2）心率　心率慢的要比心率快的长寿，人一生的心跳总数往往是一个常数，每分钟跳慢了寿命就长。动物中乌龟每分钟心跳只有 10 次，寿长 100 年；小鼠每分钟心跳 200 次，寿命只有几个月就是一个例子。人每分钟的心率在 60 次和平均心率在 80 次以上者比较，前者活过 80 岁的概率要比后者多 1 倍。

3）握力　握力是衡量人体生命活力的一个客观指标，握力大要比握力差的人死亡率低 67%。

4）腰围　身体微胖但腰围不大。身体储存一定能量，肌肉骨骼系统发达，骨密度高，才具有较强的抗病能力。在流感、肺部感染时，腰围不大者，身体有较强的抵抗力，呼吸系统疾病和糖尿病的发生率较低；大腹便便者肯定不是寿者相。男性腰围超过 90 cm，女性超过 85 cm 就要引起重视，需要降腰围了。

5）肺活量　肺活量大，人体呼吸时吸入的氧气量就多，血液氧离子浓度高，天长地久，潜移默化地滋养着身体内的每一个细胞、组织和器官。

6）三红　指面色红润、嘴唇红润和手心脚底红润。

红润是指气血充沛,血流畅通。肤色发白发灰显示气血虚弱,体质弱。三红不仅显示营养状况良好,而且表示心血管系统、消化系统和肾脏功能都处于良好状态。

7)眼睛 眼睛明亮、清澈有神,表示肾功能和心血管系统处于正常状态,具有长寿的潜质。

8)牙齿 牙齿要整齐。老年人有一口整齐的牙齿实属不易。牙好则骨好,骨好则肾好。有一口好牙,咬合良好,则全身一切都好。

3.2 心理特征

疾病的一半是心理因素,健康的一半也是心理因素,因此,长寿的一半原因更是心理因素。"仁者寿,善者寿无量",古人在养生学中对心态与寿命的关系已有明确的叙述,现代心理学阐述下列 10 个因素与长寿有直接的关系。

(1)爱心

爱心是指爱自己、爱别人、爱家人、爱生活、爱社会、爱国家。爱心的好报之一是对自己健康与寿命有积极正面的影响,好心有好报,心善则寿长这是普遍认同的规律。调查发现,百岁老人长寿的原因多种多样,心地善良是共同存在的一个普遍特征。这也论证了心地善良是健康长寿的必备条件之一。

(2)心宽

心宽则体健。心宽的反面是心胸狭窄,气量小,容易为一点点小事生气。生气容易伤害神经系统、心血管系统及消化系统的正常功能。有人列举了生气与寿命的 6 种表现，供参考。①经常无故生自己的气，性格抑郁，小肚鸡肠，寂寞嫉妒恨的小心眼人物，寿命普遍在 50 岁以下。②有些人常无故受别人的气，自己又无法排解，敢怒不敢言，自己也生自己的气，寿命在 60 岁左右。③自己经常生气，也常气别人的普通人，寿命在 70 岁左右。④权贵型的伟人是经常让别人生气，自己不生气，也不受别人的气，寿命可在 80 岁左右。⑤高人是别人气你，自己也不生气，大人有大量，属宰相肚里能撑船型的人物。他们随遇而安、有心安理得的生活态度，寿命应在 90 岁左右。⑥真人是别人气我，自己从不生气，自己也从不气别人，修身养性到家，任凭风浪起，稳坐钓鱼船。医学家孙思邈、政治家张学良是代表人物，寿命在百岁左右。上述分类说明生气与寿命有关，年龄值大小只是估计，有一些参考价值。俗话说人不是老死的，也不是病死的，而是被气死的，话糙理不糙。前 3 组类型属于不能控制自己的情绪，无法做控制情绪的主人。后 3 组类型属于能控制情绪、心胸开阔，具有良好长寿修养的人。

（3）心态乐观

乐观是长寿老人又一个共同拥有的心理特征。具备乐观的心理特征，在困难前面不丧失信心，在成绩前面不趾高气扬。我在前半生奉行以苦为乐和自得其乐的人生哲学,在艰苦生活中磨炼自己的意志,在钻研学问的过程中寻找生活的乐趣。后半生转移为知足常乐和助人为乐。"四乐观"基本上成为指导我行动的人生哲学的一部分。

(4) 良好的人际关系和家庭关系

拥有爱心、宽心和乐观的心态,必然会有良好的人际关系和家庭关系。在帮助别人的同时,自己也会感到快乐,得到收获,自己的身体内会滋生一种"益性因子",潜移默化,促进自己的健康。家庭和睦是健康的基础,家庭关系不和往往是疾病的根源之一,有一半肿瘤起源于家庭关系不和,离婚和丧偶引发短寿已是大家公认的事实。

(5) 认真做事的人更长寿

勤奋和认真,既是做人、做事的态度,也是长寿的生活方式之一。做事深谋远虑,井井有条,持之以恒,有责任心的人,往往对待自己的健康也是同样认真,一丝不苟。认真不等于痴迷,勤奋能在工作和人生两个方面体现人生的价值。过早退休而无所事事不利于健康长寿。过分钻牛角尖又走向另一个极端,也不利于延年益寿。

(6) 善用脑

有研究发现,我国秦汉以来3 000多名科学家、文学家、思想家的平均寿命65岁,当时一般人群的平均寿命只有 30 多岁。这个例子说明善用脑者长寿,当然其他因素的影响也不能排除。欧美等国家也有类似报道,科学家的平均寿命 75 岁,当时一般人群的平均寿命只有 64 岁,科学家的平均寿命高出一般人群 10 余岁。

（7）适度的神经过敏

日本京都大学的研究发现:最具神经质和抑郁症者都是高危人群。有些"小担心""小忧愁"的适度神经过敏人群具有长寿素质。具有这一特征的人群,和自己的伴侣比较,死亡率降低 50%。这一研究发现,适度神经过敏有利于延长寿命。

（8）擅长交往

擅长交往是完善人际关系的一种表现形式,充满爱意的人际交往可以促进积极情绪的增长,孤僻的离群性格滋长消极情绪。生活的压力无时不在,积极者擅于与人交流,及时排解压力;性格孤僻者不善交流,郁郁孤欢,压力积蓄胸中。人们在人际交流中能学习生活的乐趣,增长技能,只有融入社会生活之中,才有利于改善自己的孤僻性格。关于性格与寿命的关系,是一个复杂的问题,需进一步讨论。

（9）对生活持坦然态度

有研究发现,在 18 岁以前就有负性情绪的人,到 60 岁以后罹患心脑血管系统疾病的概率,和儿童时期没有负性情绪者相比较,前一组罹患心脑血管系统疾病要高出 2 倍。说明儿童时期的负性情绪可以影响人的一生。至于老年人群对待衰老尤其要持积极、坦然的正面态度。

（10）老年人对死亡的态度

对待死亡,正确的态度是坦然面对。死亡是自然规律,人人无法避免。错误的态度是悲观、忧伤、担心和消极情绪,负面情绪持续久了小病也会酿成大病。有人说:"活着好一点,走得快一点。"前一句是积极、乐观的生活态度,后一句由不得自己做主,但是积极乐观绝对不会拖自己后腿。

3.3　行为和生活方式

行为和生活方式是一种自创的可供自己选择的生活方式,主要观察指标如下。

（1）饮食

民以食为天。老年人要提倡平衡膳食和清淡膳食,注意荤素搭配,2∶8 的荤素搭配比例可能适合老年人的身体需要。清淡饮食对预防高脂血症、高血压和高血糖有针对性。"三高"预防主要策略是"三少",饮食要少油、少盐、少糖。另外,吃饭要求七八分饱,十分饱不仅加重肠胃负担,而且过量营养物质增加人体的代谢负担,增加肝脏、肾脏和心血管系统的负担。老年人饮食还要注意的是早饭要吃好,中饭要吃饱,晚饭要吃少。就是人们所述的"皇帝的

长寿的四梁八柱

性情绪者相比较,前一组罹患心脑血管系统疾病要高出 2 倍。说明儿童时期的负性情绪可以影响人的一生。至于老年人群对待衰老尤其要持积极、坦然的正面态度。

（10）老年人对死亡的态度

对待死亡,正确的态度是坦然面对。死亡是自然规律,人人无法避免。错误的态度是悲观、忧伤、担心和消极情绪,负面情绪持续久了小病也会酿成大病。有人说:"活着好一点,走得快一点。"前一句是积极、乐观的生活态度,后一句由不得自己做主,但是积极乐观绝对不会拖自己后腿。

3.3　行为和生活方式

行为和生活方式是一种自创的可供自己选择的生活方式,主要观察指标如下。

（1）饮食

民以食为天。老年人要提倡平衡膳食和清淡膳食,注意荤素搭配,2∶8 的荤素搭配比例可能适合老年人的身体需要。清淡饮食对预防高脂血症、高血压和高血糖有针对性。"三高"预防主要策略是"三少",饮食要少油、少盐、少糖。另外,吃饭要求七八分饱,十分饱不仅加重肠胃负担,而且过量营养物质增加人体的代谢负担,增加肝脏、肾脏和心血管系统的负担。老年人饮食还要注意的是早饭要吃好,中饭要吃饱,晚饭要吃少。就是人们所述的"皇帝的

早餐,大臣的午餐,叫花子的晚餐"。有些人的饮食习惯却与此相反,这就不符合老年人的饮食规律了。人们常说,用肚子吃饭求温饱,用嘴巴吃饭讲享受,用脑子吃饭保健康。吃饭人人都会,但是要学会合适、科学的吃饭是不易的。会吃、会喝才健康,能吃、能喝不健康,胡吃、乱喝要遭殃。人们要知道科学吃饭,才能拥有健康的道理。

（2）运动

生命在于运动是至理名言。生命一天不止,运动一天不停就是生命的规律。不同年龄人群有不同的运动特点,年轻人运动如飞,老年人安步当车、慢慢走路都是运动。能在家里打打拳、散散步、伸伸腰也是运动,做家务、活动筋骨同样是运动。一天不动不知道,一周不动感觉到,一月不动不得了。有研究报道,一个人躺在床上 2 周,全身的能力降低 10%。自己有这方面的体会,我心脏手术后在病床上躺了 1.5 个月,全身乏力,骨骼肌肉都退化,起床踏地第一步就摔了个筋斗,以后就慢慢地像婴儿学步,摇摇晃晃自己学着走路,训练 3 周才恢复正常。

（3）走路方式

观察老人走路的方式是衡量健康状况与寿命的又一个指标。有研究者发现,步伐正常的老年人与步伐迟缓者比较,5 年后步伐迟缓人群的死亡率比前一组高 1 倍。走路每秒 0.8 米或 10 分钟达 500 米者为正常步速,低于这个数值为缓慢步速。衡量走路质量有 3 个指标:步速、步伐和步幅。步速是指走路的快慢,步伐是指走路的稳定性,步幅是指走路步子的大小。老年人走路迈不开步子,走路摇晃,步履艰难。

(4)久坐少动

老年人体力下降,喜欢静坐少动。坐久了,血液循环速度下降,身体各部分血液供应量降低,特别是下肢的血流量减少,肢体麻木是最常见的现象。我在电脑和电视机前坐 1 小时,要站起来活动活动,待下肢麻木缓解了,再坐下来。有时就长期站着看电视,避免久坐。

(5)拒绝吸烟饮酒

众所周知,吸烟饮酒是第一等的坏习惯,这里不再赘述。

(6)睡眠

睡眠对人体健康的重要性不亚于饮食与运动。长期睡眠少于 5 小时和超过 9 小时都不利于健康。平均每天睡眠 7~8 小时是最有利于健康的时间。保证睡眠时间是第一条,讲究睡眠质量是第二条。入睡快、倒下就能睡是福气。第三条是要睡得深,还要不打呼噜。第四条是中午能有半小时到 1 小时的午睡时间。

(7)养成定时排便的习惯

身体代谢的废物能及时排出体外是维护健康的又一

要点。老年人食量减少,胃肠蠕动下降,便秘常有发生,痛苦不堪。我每天早晨服用乳果糖,液体不被胃肠道吸收,无不良反应,能润肠通便。

（8）每天 8 杯水

老年人要多喝水,因为老年人代谢能力弱,水分可以帮助增加代谢,排出体内废物。多喝水可以增强心血管系统的功能和稀释血液的浓度,帮助肾脏排出代谢产物。我一天喝 8 杯水,早上 2 杯,补充晚间失水,上午、下午各 2 杯,晚饭后半小时到 1 小时 2 杯,因为饭后半小时喝水不稀释胃液浓度,又能在入睡前排出。

（9）生活习惯

好的生活习惯要培养,如早睡早起,晚上不要晚于 11 点入睡,早上要 7 点前起床,更不能经常熬夜,熬夜最伤身体。饭后不宜立刻做 3 件事,抽烟、打麻将和剧烈运动。有人将饭后做这 3 件事称为短寿行为是有道理的,当然短寿行为多的是,不只局限于这 3 件事。人们可以试着一一列举自己的长寿优势和劣势,优势继续发扬,劣势逐渐纠正,这是一种可以倡导的延年益寿方法。

（10）就医习惯

小病大养和大病呻吟,讳疾忌医和过度医疗,小病惊慌失措和大病满不在乎,都是对待疾病的错误态度。

4 追求长寿三境界

1957 年,我们刚毕业进教研组时,导师苏德隆教授勉励我们:"要像追求爱情一样地去追求知识",鼓励年轻人奋发有为好好学习,响应向科学进军的号召。言语生动,诙谐有趣,体现了老科学家对年轻人的希望。

国学大师王国维总结自己成为大学问家的经历,提出古之成大事业、大学问者,必经过 3 种境界:"昨夜西风凋碧树,独上高楼,望尽天涯路",此第一境也。"衣带渐宽终不悔,为伊消得人憔悴",此第二境也。"众里寻他千百度,蓦然回首,那人却在灯火阑珊处",此第三境也。

晏殊的第一境界原文有"离恨苦,天涯路,山长水阔知何处"是思念爱情之苦。柳永的第二境界"为伊消得人憔悴"是在为心目中的她,望极春愁,黯黯生天际。辛弃疾的第三境界"众里寻他千百度"是寻找到了笑语盈盈自己心目中的红粉佳人。3 位词人创作的原意似乎都与爱情有关。王国维的贡献是将三词相连,将追求爱情原意变成为追求事业和学问的 3 种境界。境界提高一大步,比原词更加广为流传。

事业、学问和爱情是人生追求的 3 个目标,没有提到健康和寿命。福禄寿三境界比较全面地反映了人们追求的普世价值观。没有寿何来福和禄,没有健康和长寿就没有一切。王国维的文章广为流传,论述事业和学问三境界的文章很多,我认为三境界的思路也同样适用于解释健康和长寿的一般规律。

4.1 望尽生命天涯路

第一境是说入门前的茫然、彷徨、渴求,不知道从何处入手。人们都在关心自己的健康和生命,可能会有一些茫然、不知从何入手的阶段。少年不知愁知味,年轻有资本好放纵,可能沾染了坏习惯而不自觉,培养好习惯又缺乏恒心,不能持续坚持。中年在做奉献的时候,往往又付出了健康的代价,到老年得了许多慢性病,很多是年轻时种下的病根。因此,从生命的一开始就要懂得维护健康,打好长寿的基础,到年老体衰多病时想到长寿,犹如临渴掘井、斗而铸兵,晚了。长寿不但要付诸一生的努力,还要讲前世今生。在长寿诸多因素中,20%～25%与遗传有关,是命运注定,自己还无法控制。长寿不但要生在好时代,还要生在好人家,要有好基因,好基因是可遇不可求的。生命的结局无非是 3 种:短寿、平寿及长寿。有人很努力维护健康却达不到长寿的目的,存在不良遗传因素,是人们茫然的可能原因之一。大道本无道,有人苦苦追求,不一定达到目的;有人顺其自然掌握规律,能攀登上长寿的高峰。有一些共性的长寿规律可循,各人又有适合自己特色的规律。因此,选择适合自身特色的心理和行为方式,是人们至今还在探索的一门学问。

4.2 穷极长寿海角门

第一境界是知,试图知道长寿与事业和学问一样可以探索、追求。不努力追求,它就可能成为水中月、镜中花,健康从自己身边溜走,一事无成。

第二境界是行,是行动。事业和学问是奋斗得来的,长寿同样是自己努力维护健康争取得来的。为自己健康长寿目的而奋斗。一是要具有"衣带渐宽终不悔"的决心和"为伊消得人憔悴"的行动。二是要知道行动的方向和奋斗的目标。构建长寿的四梁(心理、行为、生物和环境)八柱(心态、目标、营养、运动、婚姻家庭、遗传、生活方式和生产环境),以好心态和健康生活方式为执行重点的思路,提供长寿努力的方向,是有科学依据并切实可行的。每个人可以根据自己的情况,制订适合自己的长寿行动计划。三是要以积极态度争取实现长寿的目标。顺其自然和听天由命是两种消极的态度。顺其自然有合乎自然规律的一面,但是缺乏自己的主动性。有句歌词唱的是,成功要"三分天注定,七分靠打拼"。争取长寿,至少需要有七分打拼的精神。

4.3 圆满人生有三度

第三境界是成功。生命是一个渐进过程,生老病死是自然规律,不可避免,却可以延缓和活得精彩。掌握和实践长寿的规律,达到寿终正寝是一种福分。违背长寿规律,寿未终而人已寝,悔之晚矣。"那人却在灯火阑珊处"是成功的境界,追求事业和学问是功成名就。人生讲究和实践长寿的规律,可以最大限度地达到延长生命的长度、提高生命的质度和延展心智的广度,三度俱备,是人生难求的圆满状态。

仿裴多菲原诗,联系本文主题试改为:爱情诚可贵,长寿无价宝,追求三境界,两者都得到。

5 长寿的 10 个特征

长寿是人类追求的永恒目标,具有普世价值,关键是要厘清它的规律性,分析它的特征,评估自己的优势和不足,扬长弃短,为实现长寿的梦想提供科学依据。

5.1 积极乐观的生活态度

用乐观心态做人,积极心态做事,主动寻找快乐。一生始终保持积极状态,是成功做人做事的第一要素,也是健康长寿的关键。智者乐,仁者寿,智者能用快乐心态收获长寿,是圣人们早就得出的结论。

1)生命是短暂的 我们生活在一个发展进步、改革开放的时代,用积极乐观的心态对待生活,即使已达耄耋之年,还要学会好好享受生活,开开心心过好每一天。

2)健康是宝贵的 要用乐观的心态看待自己的健康。随着年龄增长,功能减退是正常现象,有些老年病是无法避免的,只要不是严重致命的,就是幸运者。老年人对自己的健康杞人忧天、悲悲切切就是病态,这样小病也会发展成大病。

3) 身体是要维护的 和各种保健措施比较,积极乐观的心态更为重要。养生先养心,保持好心态是老人长寿第一要素。死亡是无法避免的,老年人不要回避死亡,这是自然规律。生命要得之自然,生活要处之泰然,随遇而安,随缘而生。智慧豁达、笑对人生是老年人应有的态度。莫言说得好:"老年人的我失去一撇,就是'找',要找回失去的快乐和健康,就是长寿之道。"

5.2　良好的人际关系

用积极乐观的态度待人就能建立良好的人际关系。人们在付出友善的同时,身体内已经在产生"益性因子"维护自己的健康。那些刁钻刻薄、损人不利己者,既无良好的人际关系,也无长寿的可能性。人是需要支撑的,有几个老友聚聚,既减少孤独,增加安全感,又能互相交流经验。家庭是人际关系中最重要的一部分,丧偶老人常常是失去人际支持的最大陷阱。许多研究证明,丧偶老人之后的死亡率明显上升。

5.3　拥有正常的思维能力

脑萎缩是老年人最常见的症状。最先出现记忆力下降,接着思考能力减退,表达能力降低,随之分析判断能力也出现障碍,演变成老年痴呆症。一个人能维持良好的脑功能状态,是维护全身其他脏器正常运行的重要保证。经常学习用脑,接受新事物,积极思考是拥有正常思维能力的关键。

5.4 "三快"

"三快"是指走路快,睡觉快,拉屎快。"饭后百步走,活到九十九"是俗话。但可说明走路快慢与死亡率的关系。据研究报道步行速度<0.6 米/秒和速度保持 0.9 米/秒及以上者比较,前者死亡率明显高于后者。走路快慢反映人体肌肉、骨骼和心血管系统功能完善的程度。睡眠可以从入睡快慢、睡眠质量好坏和睡眠时间充分与否 3 个维度衡量。老年人睡得快、睡得好、睡眠时间保持在七八个小时是健康的必需条件之一。

老人胃肠功能弱,消化能力减退,便秘常是通病。若能调节至正常状态,每天将有害物排出体外,真是幸事。

5.5 体型和身高适中

体重指数<18.5 为体重过轻,18.5～23.9 为体重正常,24～27.9 为超重,体重指数在 28 及以上者称为肥胖。肥胖者明显增加罹患糖尿病和心血管疾病的风险。身高与体表面积呈正比,身高每增加 5 厘米,体表面积增加 10%,人体的代谢能量增加 20%,从而增加全身各器官的负担,尤其是心血管系统的负担。理想身高男性在 168～175 厘米,女性在 157～162 厘米。

5.6　娃娃脸

看相貌是测寿命的一种最简单方法。看上去年轻的娃娃脸,即面相要比实际年龄年轻者,预测寿命一般较长。相反,面相老成者预测寿命则较短。

5.7　合理饮食是健康长寿的基础

合理的饮食模式是:尽可能摄入全谷类食物、水果、蔬菜、坚果、低脂或脱脂奶类、豆类和鱼类;多吃富含不饱和脂肪酸食物,限止饱和脂肪酸和反式脂肪酸食物的摄入;限止加工肉类、饮料和高精制谷类食物;适当限止盐的摄入量。这个饮食模式明确了倡导和限制的食物,是饮食的有理有节原则。关键是要在一日三餐的饮食中贯彻,一年四季中坚持。据英格兰权威医学杂志《柳叶刀》报道,全球近 20% 的死亡案例与不健康的饮食有关。

5.8　少吃长寿

饮食有节原则是:常吃七八分饱有利于健康长寿。动物实验中将猿类喂以七分饱饮食和饱食组相对照,前者的死亡率明显低于后者,并且还能在染色体上找出两者差别的基因根据。

5.9　远离烟酒和毒品

年老了,要更加珍惜生命,远离烟酒是必须的。但往往在年富力强时,没有警惕烟酒的远期危害作用,待到年老体弱时,悔恨晚矣。

5.10 遗传

父母年龄都在 90 岁以上,有利于子女长寿。直系亲属中有两人以上长寿的,家族人群中具有长寿倾向。母亲的长寿基因可以直接遗传给下一代。综合文献报道,遗传因素对寿命的影响在 25%～30%。

长寿是一个复杂的社会和自然现象,10 个特征阐述了健康长寿的主要方面,而不是全部。本文从心态、遗传、生理、生活方式 4 个方面提出一些测量指标,自评者可以发现自己的优势,找出弱点和努力的方向。指标评估良好与结果有相关,也不一定呈直线联系,因为这些特征测评有难度。如心态好与不好是一个渐进的过程,好坏不是绝对可以两分的;又如合理饮食如何自我评价? 一日三餐,哪一餐合理,哪一餐又不合理? 人的一生要摄入 30 吨食物,哪一吨是合理的,哪一吨又是不合理的? 即使应用大数据和人工智能的手段分析,也难以得出绝对科学的结论。

6 长寿的认知与行动

在《追求长寿三境界》一文中,论述了国学大师王国维提出的成就大事业、大学问的三境界,认为追求健康长寿应该和追求事业学问一样,同样要经历:望尽天涯路、衣带渐宽和灯火阑珊的 3 个境界。本文进一步探讨如何按照 3 个境界的思路实现长寿目标,如何观察和思考长寿现象? 个人怎么努力? 采取何种有效对策? 应该从哪方面入手? 这些是人们普遍关心和需要思考的问题。

世人个个求长年,不知长年在眼前。

6.1　用望远镜观察长寿现象

长寿之路漫漫而修远,似乎遥不可及,但是长寿的钥匙就在自己的眼前、手上、足下,在自己头脑和日常的行动中。妨碍人们观察和思考的原因如下。①在漫长的生命过程中,个人的一言一行、一举一动,推行的健康生活方式,很难立竿见影、马上见到成效,往往要经过漫长的岁月。②吸烟和饮酒的危害如果能立竿见影,而不是潜移默化,相信就不会有这么多人铤而走险了。③良好的睡眠是健康长寿的因素之一,我的一个同事她知道半夜前入睡能保护肝脏,增强造血功能,排除体内的废物,所以她从不熬夜。即使没睡着,到晚上 11 时就服用一点安眠药进入梦乡,保持肝脏正常的生理功能。因为良好的睡眠在保护肝脏造血功能之外还有其他重要的保护作用,如提高人体免疫力等,所以持之以恒,几十年来从不熬夜。有许多人并不一定知道睡眠的生理功能,认为它是微不足道的区区小事,从而忽略了良好的睡眠的作用。培养良好的睡眠不是一朝一夕,而是长年累月一辈子要坚持做好的事。一个人一时做好不难,难的是一辈子坚持不懈地做好。④合理饮食和适当运动是有益健康、延长寿命的两个重要因素,与睡眠一样,需要从细微处着眼,从日常平凡的生活习惯入手,一辈子坚持不懈。平凡有真理,只有坚持,方成正果。

6.2 用显微镜观察长寿现象

目前的科学成就还不足以提供有力的证据支持良好生活方式可以立竿见影地看清延长人类寿命的作用机制。生理、生化和临床医学的一些证据能说明良好生活方式和寿命有一定的相关性,但很少能在分子生物学领域提供更有力的证据。有报道,适当运动能激活端粒酶的活性,延长端粒的长度,端粒的长度与寿命呈正比,结论是运动能延长寿命。$FOXOA3$ 基因具有调节细胞代谢,增强机体抗氧化功能。抗氧化功能加强了,能降低心血管疾病的患病率。85 岁及以上女性 $70\% \sim 85\%$ 拥有 $FOXOA3$ 基因,同年龄男性仅 $15\% \sim 30\%$ 拥有该基因。但人们并没有认识到运动和八分饱的饮食方式有可能改变该基因比例,增长寿命。心静则寿长是常识,科学家已经发现神经活动影响寿命的证据。哈佛医学院杨克(Yankner)发现 $REST$ 基因表达能降低神经系统兴奋性。神经兴奋性高,寿命短;神经兴奋性低,寿命长。可惜,分子生物学的研究还刚刚起步,已经发现的证据还不足以充分说明良好生活方式和心态与人类寿命作用机制的因果联系,难以转化为广大群众健康行动的指南。长寿理论还需要更多微观分子生物医学的成就来证实。

6.3　用放大镜观察寿命现象

寿命是一种多因单果的现象,没有必然的原则可以遵循。社会、自然、环境、生物、生理、心理、行为和生活方式等都与寿命相关。这些因素互相纠缠、互相作用,构成生命现象的多元性和复杂性。人们无所适从,往往抱着顺其自然的态度和无所作为的心理,宿命论也有一定市场。在众多影响因素中,科学家已经阐明遗传对寿命的作用占25%～30%,良好的心态占 50%以上。这是两个比较权威的数据,能够阐述与寿命的定量因果关系,其他众多影响因素很少能有量化数据的表达。许多对百岁老人的调查研究报道,发现他们的经验众说纷纭、各有千秋。有人爱动,有人爱静,有人喜欢吃肉,有人喜欢吃素,有人爱动脑,有人爱动手。但有一点是共同的,长寿老人都有一个好心态,与人为善,随遇而安,知足常乐。长寿老人都有一套适合自己特点的生活方式,但适合于推广并被采用的并不多。

用望远镜将远不可及的长寿现象看到眼前,想到长远。用显微镜将深不可测的长寿现象看清、看细,于细微处见真情。用放大镜将广不能择的长寿现象厘清、择细,理出延长寿命的主导因素。就能制订适合自己的行动计划,确定努力的方向。用望远镜、显微镜、放大镜三镜观察长寿现象,与王国维倡导追求大事业和大学问的三境界,具有异曲同工之妙。

长寿四梁八柱只是从定性角度提出长寿的主要影响因素。四梁:心理因素、行为生活方式、生物因素和环境;八柱:心态、目标和责任心、营养、运动和吸烟、性别与婚姻、遗传、生活环境及生产环境。能定量描述长寿影响程度的目前仅有心态和遗传两个因素。为了比较精准地阐述长寿各个影响因素的重要程度,根据文献报道,尝试用分级(半定量)方法,提出长寿影响因素的分级依据,具体如下。

一级:心理因素,主要是指人们的心态和人性。

二级:社会因素,遗传因素。

三级:合理饮食,适当运动,控烟。

四级:家庭、婚姻和人际关系,生活习惯和作息制度,睡眠,饮酒,医疗可及性。

五级:文化程度,地理,气候。

每个人根据长寿的影响因素和程度,结合自己的特点,制订适合的健康计划,坚持不懈,坚定不移,用"衣带渐宽终不悔,为伊消得人憔悴"的精神状态,追求那个"灯火阑珊的日子",长寿就会不期而遇。

7 老年人的健康四观

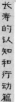

人的一生有 3 个主要的年龄段,少年、中年和老年。少年追求知识,中年追求事业和成就,老年追求健康长寿。人生幸福有 3 个要素,知识、成就和健康。健康是基础,有健康才有追求知识和事业的条件。

人的一生可细分为 5 个阶段:0～20 岁为第一时期,是学习追求知识时期;20～40 岁为第二时期,是事业上升期,开始投入社会,奉献社会;40～60 岁为第三时期,是奉献社会的最好时期;60～80 岁为第四时期,是功成名就后退休的日子。身体健康状况尚可,工作担子卸下,是享受生活最为幸福的难得的美好时期;第五时期是人到 80 后,健康状况日渐下降,能否保持健康成为这个阶段挑战幸福生活的关键。

协和医学院院长王辰院士在 2020 年医学院毕业典礼上,用视角(vision)这个英文名词的不同解释,勉励学生们在人生不同年龄阶段都要有 vision 观,善于观察,善于学习,才能做出成绩,为社会多做贡献。

vision 一词在少年学习时期指要有眼光、有抱负、有远见,多学、多看、多听,不断扩大知识、眼界,才能成为有知识、有本领、有理想的有用人才。

vision一词在中年时期指要鼓励人们为社会多做奉献，要有敏锐的辨识力和观察力，善于明辨是非，区别真伪，正确的给予坚持，错误的给予抵制，具有光明磊落的品质和洞察秋毫的眼光。

vision一词在老年阶段，当健康成为第一需要的时期，指要看深、看透、看清、看远自己健康问题的本质。本文联系自己的健康状况，结合自己的体会，讲一点老年人的健康视角。

人到80后，学问、事业才下眉头，健康挑战又上心头。人的一生的健康有四天，前天，昨天、今天和明天。人生三十而立，但是30岁衰老就开始了，不过自己很少能觉察到悄悄而来的变化。今天的健康状况也许30岁以前就决定了，还有可能是出生之前带来的，如遗传性疾病和基因特征等。这就是前天。昨天是前半生，从小养成的心理状态和生活习惯，决定了你今天的健康水平。人生上半场，在课堂和职场拼学问，拼学位，拼职称，拼奉献，盼望能不断提升；下半场比血压、血糖、血脂，期望数值下降，顺势而为，这个"为"就是符合健康规律的有所作为。展望明天，日渐趋向衰老是自然规律，任何人都不能避免。正确认识，坦然面对，积极应对，推迟衰老的速度是可能的，生命一定会走到终点，无一例外。人人都在排队走向生命终点的途中，差别只是走得快和慢一点而已。昨天坚持健康的生活方式，明天继续拥有良好心态，保持健康的生活方式，就可以让衰老来得慢一点。医师可以帮你推迟一点，拎出排队的队列，往队伍后面站一点，还是要继续排在队伍里等待。应用回顾和前瞻结合的方式思考和观察老年人的 4 天，在 4 天里的每一个阶段里，都能遵循健康规律，扬长弃短，就有可能将衰老的速度减慢一点，活得潇洒一些，寿命长一点。这是老年人用回顾和前瞻方法观察人生四天健康状况的第一个 vision。

老年人罹患重大疾病害怕治疗风险而拒绝治疗是常有的事。我患主动脉瓣膜先天性二叶式缺损（正常是三叶瓣膜），80 岁时需要进行瓣膜置换和主动脉弓部分修补。这是一个要冒风险的大手术，我犹豫不决，难下决定。就采用决策分析方法仔细分析了不手术 3 年后的风险是 30% 死亡率（这是未来的风险），当前面临的手术死亡的风险是 4%～5%。我已是高龄，但是健康状况尚可，相信复旦大学附属中山医院心外科的技术水平，决定冒险一试，结果手术成功了。老年人患病后往往在治疗风险和不治的危险之中难以抉择，我的决策方法可在治与不治之间提供一种选择思路，这是我对健康问题 vision 的第二个理解。

手术进行了 12 小时，使用体外膜肺氧合（ECMO）5 天。在重症监护室抢救 22 天，住院康复 4 个月。出院时心外科主任说的一句话永生难忘："是你年轻时的体育锻炼，增强体质，挽救了你的一条命"。年轻人谁没有体育锻炼，又有谁想到过在生命的危急关头体育锻炼竟能发挥起死回生的作用。我体验到一辈子坚持锻炼能挽救生命的幸运。临渴掘井，斗而铸兵，晚矣！凡事预则立，不预则废，坚持体育锻炼和健康生活方式的自觉性，有可能在生命的关键时刻发挥意想不到的作用，这是我对健康问题vision 的第三个理解。

手术后 1 个月内，呼吸道的分泌物增加，要在切开的器官内插入吸管将痰液吸引出来，平均每半小时吸一次，1个月内共计吸痰 1 000 次（出院报告记录）。每一次吸痰要深入气管，直到手足抽搐透不过气来、吸出乳白色带血丝的痰液 3～5 毫升为止。吸痰一次，犹如鬼门关上断了气又转回来一样。医生还告诉我："你的痰少，是白色的。吸烟者的痰多如潮汹，呈灰黑色。"我庆幸没吸烟，少受了许多撕心裂肺的痛苦。据报道在新冠肺炎流行中，吸烟者的病死率为 7%～8%，不吸烟的一般人群病死率为 2%。可见，一个吸烟者在享受腾云吐雾快乐的同时，今后有可能承受许多很难想象的痛苦折磨而死去活来。

人老了，要相信最好的医生是自己、是自己的免疫力，最贵的床位是病床，最好的药物是阳光，最好的养生方式是走路、是睡觉，最长寿的方法是拥有好心态，最值钱的东

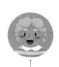

西是健康。拥有健康比什么都重要,有健康才能有学问和事业,失去健康就失去了一切。人老了,我相信善良是最好的道德准则,快乐是最有效的心态维护,暴怒是最有损身体的行为,养心和养生同样是健康长寿的源泉,这是我对健康 vision 的第四个理解。

8 活到 120 岁不是梦

国家有一个健康中国梦,自己也可以有一个长寿梦。

现代科学证明人可以活到 120 岁,但只有极少数人能达到这个岁数,从而实现人类美好的长寿梦想。

本文提及的 4 个年龄概念:实际年龄、基础年龄、预测年龄和期望年龄,可以预测你可能活到的年龄数,分析影响你寿命的有利和不利因素,探讨达到健康长寿目标的可能性。

《健康时报》报道了美国坦普尔大学里夫(Leaf)的研究成果,我们加以修改和细化,并结合我国的实际情况进一步充实后,提出适用于我国的《健康寿命预测方法》。你阅读本文,一步步按程序回答问题,就可以计算出你的预测寿命,探讨实现活到 120 岁目标的可能性,同时发现自己的差距。如果你努力坚持健康的生活方式,还可能增加自己的寿命即期望年龄。

8.1 基础年龄

基础年龄是在你的实际年龄基础上,根据当地的平均期望寿命和活到期望寿命时可能经历的死亡风险而计算出来的。表8-1是实际年龄与相应的基础年龄。同时,根据你的基础年龄和可以加减你的年龄影响的岁数,得出预测年龄。

表8-1 实际年龄与相应的基础年龄

实际年龄(岁)	基础年龄(岁)	
	男	女
20～29	73	79
30～39	74	80
40～49	75	81
50～59	77	81
60～69	79	83
70～79	85	89

8.2 计算影响寿命的相关因素

影响寿命的相关因素见表8-2,这是关键的步骤。列举六大类40个评价因素,每一个因素可能对你的寿命发生正向,或负向,或中性作用。正向作用增加你的寿命年数,负向作用减小你的寿命年数。有的是中性因素,它的作用还没有被测定,也没有发现如何定量,目前,我们还不能评价它对寿命的影响程度。

表 8 - 2　影响寿命的相关因素

比较项	评价因素	增减岁数
一、行为生活方式		
1. 吸烟		
	（1）每天吸烟 40 支以上，并终身吸烟者	− 12
	（2）每天吸烟 20 支以上，并坚持多年者	− 7
	（3）每天吸烟 20 支以下者	− 2
	（4）已戒烟者	− (1～2)
	（5）有明显被动吸烟者	− 1
	（6）不吸烟者	0
2. 饮酒		
	（1）每周饮酒 3 次，每次 2 两以上者	− 2
	（2）不饮酒者	0
3. 饮食习惯		
	（1）长期饮食平衡，注意荤素搭配，多食果蔬	+ 2
	（2）暴饮暴食，重油重盐，多红肉、烧烤食品	− 2
4. 锻炼		
	（1）有锻炼习惯，每周锻炼 3 次及以上	+ 3
	（2）每周锻炼 3 次以下，但经常活动身体	+ 1
	（3）无锻炼，少活动	− 1
5. 体重		
	（1）体重超过正常值 20%	− 2
	（2）体重正常	0
6. 睡眠		
	（1）睡眠时间经常保持在 10 小时以上或 5 小时以下	− 2
二、心理状态		
	（1）有明确的生活目标	+ 5
	（2）乐观向上，性格开朗	+ 2
	（3）心地善良，助人为乐	+ 2
	（4）为人随和，家庭关系和睦	+ 2
	（5）有良好社会关系，有知心朋友交流	+ 2
	（6）自暴、自卑、自弃	− 2
	（7）自卑性格，固执己见	− 1
	（8）心胸狭窄，易暴怒	− 2
	（9）性格贪婪，重名利，爱冒险	− 2
	（10）有抑郁性格	− (1～3)

比较项	评价因素	增减岁数
三、婚姻		
（1）已婚		＋1
（2）30 岁后结婚		男－2,女－1
（3）离婚或独居		男－9,女－5
（4）女性不育或 40 岁后无子女		－0.5
四、职业和居住环境		
（1）从事专业研究工作		＋1.5
（2）从事重体力劳动		－3
（3）压力大、风险高、功利性强的职业		－2
（4）60 岁以后还在工作岗位		＋2
（5）65 岁以后还在工作岗位［以上（4）和（5）两项只选 1 个,不重复］		＋3
（6）大半生居住在大城市		－1
（7）大半生居住在郊区或农村		＋1
（8）居住地长期有空气污染和噪声		－1
（9）长期居住地周围有开阔地,空气清新		＋2
五、疾病史		
（1）患有慢性病,按病种和严重程度分析		－（1～5）
（2）经常易患病并体质虚弱者		－（1～5）
（3）有定期体格检查习惯		＋1
（4）享有良好医疗保健制度和就医条件		＋1
六、遗传史		
（1）母亲年龄在 80 岁以上		＋4
（2）父亲年龄在 80 岁以上		＋2
（3）祖父母年龄都在 80 岁以上		＋1
（4）直系亲属中有 50 岁前死于心脏病者		－5
（5）直系亲属中有死于消化系统肿瘤者		－2
（6）女性直系亲属中有死于乳腺肿瘤者		－2
（7）直系亲属中有 60 岁以下自杀或死于其他疾病者		－1

8.3　预测年龄

将上面六大类 40 个评价因素的正值和负值之和加上基础年龄,就得出你的预测年龄。预测年龄只是一个大概的数字和大致的方向。"天有不测风云,人有旦夕祸福",一个人的寿命包括许多不确定的因素,也存在一些不可测量的因素。选择的 40 个定量测定指标有较好的科学依据,但仍然是一个粗糙的估计值。虽然你生命的前半生已经过去,造成的危害难以挽回,但是预测年龄可以告诉你一个积极乐观或是消极悲观的信息,尤其是在与同伴比较预测的结果时,可以提供一个有价值的参考信息。

8.4　寿命要掌握在自己手里

中共中央、国务院发布的《"健康中国 2030"规划纲要》中提出,2020 年人均期望寿命要求达到 77.3 岁,2021—2025"十四五"期间预期寿命增加 1 岁,2030 年达到 79 岁以上。这是对平均水平而言。你可计算自己的预测年龄,是否已经达到或超过了这个平均水平。你是否还想达到人类寿命的高峰,活到 120 岁?用生命的长度和对待生命态度的观点来探讨它的可能性。

对 40 个评价因素打分可以明白哪些是你的增寿因素,哪些是你的减寿因素,清楚自己的优势和劣势。

有些分数是你前半生已经注定的。但是"既往未可及,未来犹可追",下半生你是否愿意改变自己的不良生活

长寿的认知和行动篇

方式,化不利为有利,则取决于你自己的决心和行动。所以说自己的寿命有相当大的部分掌握在自己的手中。

8.5 期望年龄

下一步应将增加寿命的因素继续保持下去,将减少寿命的因素挑选出来,它们是遗传和疾病因素,是很难改变的。婚姻和居住环境也是比较难以改变的。心理因素有的是天生的,有的是可以培养和加以改变的。只有行为生活方式是个人最具有主观能动性的,可以将风险程度降低至最低。保留增寿分数和不能改变的减寿分数,将能够改变的减寿分数降下来,这样计算出来的年龄,称为期望年龄。它和预期年龄之间的差别,就是践行健康生活方式后计算可以增加的年龄。

8.6 结语

1)比较实际年龄和预测年龄间的差距,可以大致预测自己寿命的长度。

2)比较预测年龄和期望年龄之间的差距,可以了解通过践行健康行为生活方式后,你还可以继续增加寿命的可能程度。

3)比较期望年龄和人类寿命的峰值 120 岁之间的差距,可以了解有些先天注定的不能控制因素制约你的长寿峰值。你的前半生采取了不健康的行为生活方式,已经无法挽回,也无法增长你的寿命值。

4）人生如登山，攀登在半山腰时测定一下自己的预测年龄和期望年龄，可以坚持自己执行健康生活方式的决心。很简单，只要我们能迈开腿、管住嘴、戒烟少酒、保持好心态，就有可能攀登生命的顶峰——活到 120 岁不是梦！

5）预测的结果只是给你提供一个参考，你不能全信，也不能不信。神仙也无法告诉你一个准确的数字，究竟你的寿命还有几年。当然，你自己也不会完全相信预测的结果。但是它可以给你提供一个方向，那就是增寿和减寿的趋势和强度，这是值得重视的。不能不信的理由是在分析自己的 40 个评价因素中，哪些增寿因素是优势，要保持和发扬；哪些减寿因素是劣势，要降低和规避，努力将生命过程中的劣势转化为优势。应当指出有些劣势是无法改变和无能为力的，但是有些劣势是可以通过自己的主观努力加以改变的。努力使自己活得更健康、潇洒和长寿，这是人生追求的目标，也是预测的目的。

9 延缓衰老

衰老是一个永恒的话题，衰是容颜改变，老是器官功能老化。人体发育完成后，逐渐进入衰退的阶段。生理性、病理性和心理衰老三者互相联系，后两种衰老促进生理性衰老。以貌识人和以龄识人是两种判断衰老的传统方法,真实衰老的程度并不取决于外貌和年龄,而是决定于生物学年龄、生理年龄和器官功能的变化程度。延缓衰老是一个永恒话题。年轻人会认为自己年富力强,衰老是件遥远将来的事而不以为然。老年人满脸皱纹、步伐蹒跚,已是无可奈何花落去,延缓衰老的黄金时期过去了。人究竟为什么会衰老? 心理、生理衰老的表现是什么? 人在什么时候开始衰老? 它的机制又是什么? 人类都知道衰老是无法避免的,但如何延缓衰老的过程呢? 这些都是大家关心的问题。

9.1 衰老的原因

生、长、壮、衰是自然规律,人们从出生的那天起,衰老就伴随着自己,身体内一天天发生变化,慢慢开始变老。长期以来人们不断探索衰老的奥秘,有许多学说解释衰老的现象和规律,每一种学说只能说明一个现象。全面认识衰老的规律,就有可能延缓衰老,帮助人们达到健康长寿的目的。

人的寿命和细胞分裂次数有关。细胞一生大约分裂50 次,周期为 2.4 年,两者的乘积即为自然寿命,在 120 岁左右。人的细胞有亿万个,它在不断生长、衰老、死亡中。衰老源于细胞,人体内能合成一种抗衰酶,随着年龄增长,这种合成能力不断下降,细胞衰老死亡的速度不断加快。

细胞死亡的原因在于新陈代谢过程中不断产生的自由基，它是细胞衰老的"元凶"。自由基带有不对称的原子和分子，能争夺细胞的电子，诱导细胞的衰老和死亡。人体具有清除自由基的能力，这种清除能力随着年龄增长而不断弱化。代谢产物自由基在细胞内沉积，称脂褐素。脂褐素在体表沉积，表现为皮肤老化粗糙、老年斑、色素沉着等看得见的老龄化症状。脂褐素在内脏器官沉积则产生一系列器官功能衰退的症状。新陈代谢产生的自由基损害和脂褐素沉积，是解释产生衰老现象的主要原因之一。

9.2 衰老的心理表现

1）记忆力明显下降，读书前读后忘，刚说过的事，一转身就忘，言语能力减退，说话啰唆，语速迟缓。

2）想象力下降，缺乏幻想，对新鲜事物缺乏好奇心。

3）思维能力减退，不能集中注意力，害怕学习新鲜事物。情绪不稳定，害怕困难，容易烦躁、焦虑不安。

4）凭老经验办事，做事拖拖拉拉，不想做有难度的事。

5）动作不灵活，反应能力下降，对新鲜事物不敏感。

6）对许多事物的兴趣不断下降，不愿意参加集体活动，尤其是文娱、体育活动。

7）固执己见，刚愎自用，不易接受别人的意见。

8）容易产生孤独感，悲悲切切，老是回忆过去的人和事，对死亡有恐惧感。

9）习惯心态稳固,对长年累月形成的生活习惯和思维方式不易改变,年龄越大,老习惯越不容易改变。

10）敏感多疑,容易听错、看错,似是而非,当作是对自己的伤害,而往往不能摆脱。

9.3　衰老的生理表现

1）疲劳乏力,体力明显下降,生活质量普遍下降。

2）皮肤弹性下降、皱纹增加,眼睛无光泽,双目无神,眼袋形成,指甲无光泽,毛发灰白稀少。

3）头昏眼花,老态龙钟,步伐缓慢,步幅减小。

4）视力、听力下降,味蕾细胞减少,味觉减退。

5）消化系统功能下降,消化液分泌量下降,纳差,便秘。

6）气喘、气急,吸收空气量减少,30 岁男子一次平均吸收空气 950 ml,70 岁时一次平均只能吸收空气 473 ml,仅为年轻时的一半。

7）血液循环系统功能下降,血管粥样硬化,心肌收缩能力变弱,心输出量减少引起四肢血供不足,手脚冰凉,血压升高,供给全身的营养物质及氧气相应下降,导致全身新陈代谢的速度下降。

8）腰背酸痛,腹部脂肪沉积,腰围变粗,人发胖或变瘦。

9）肌肉萎缩,肌力减退,骨骼密度下降,骨质疏松,容易摔跤骨折。

10）40 岁后大脑细胞平均每天减少 1 万个。由于脑细胞无再生能力，只减不增，导致思维能力和记忆力下降。

9.4　人在什么时候开始衰老

人们常说衰老从脚开始，这是看得见的变化。其实人体各器官的微观衰老变化有迹可循，但人们不易觉察。了解各个器官衰老的时间变化，有助于早警惕、早发现及早预防。

（1）肺

肺有娇嫩脏器之说，很容易受到伤害。肺部衰老从 20 岁开始，40 岁时衰老加速。肺功能是衡量肺脏衰老程度的良好指标。烟草、烟雾、空气污染和肥胖都可能损伤肺功能，促进早衰。

（2）脾

脾在 30 岁开始变老，人们往往忽略脾脏的作用，贪吃生冷食品造成腹泻等伤脾行为。纳差往往想到胃，很少想到是脾脏功能在退化。中医学常说脾胃乃先天之本，脾胃失和，人也慢慢开始变老了。

（3）心

心在 40 岁后开始变老，心脏向全身输送血液的能力变弱。心肌搏动能力减弱，血管壁变薄，管壁脂肪颗粒沉着，血管弹性变弱。45 岁以后是心血管疾病的高发期。

（4）肾

肾为先天之本，五脏之母。年过40，阳气自半，起居衰矣。人过70岁后，肾脏的滤过率只有30岁时的一半，肾衰加速全身衰退的进程。多喝水、不憋尿、多锻炼、少吃药能延缓肾脏衰退的进程。

（5）脑

20岁时人有1 000亿个脑细胞，随着年龄的增加，脑细胞的数量逐渐减少。40岁以后，脑细胞每天平均减少1万个，相应的变化是记忆力减退，神经系统反应迟缓。多动脑、放松神经系统、缓解压力等有利于减缓大脑衰退的程度，补充葡萄糖和核桃类食品能滋养脑细胞的活力。

（6）皮肤

25岁后人体合成胶原蛋白的能力开始下降，皮肤开始老化，细胞生成的速度慢于细胞死亡的速度，皮屑和皱纹增多。补充胡萝卜、绿叶蔬菜、维生素C有助于减缓皮肤衰老。

（7）头发

受睾丸激素水平的影响，男性30岁开始发囊收缩加强，出现脱发；色素细胞的活性减低，黑发转为灰白。按摩头皮有助于改善发囊功能，使发量增加。

（8）肌肉

30岁时人体肌肉细胞的分解功能超过肌肉细胞的合

成功能,40 岁以后人体肌肉组织每年丧失 0.5%～2%。经常锻炼有助于增加肌肉。

（9）听力

30 岁以后人的听力开始下降。多摄入含铁、锌、钙类食物有利于扩张微循环,耳朵里面的血液供应可以更加充足,听力可以变得更好。

（10）乳房

30 岁开始乳房的脂肪组织含量开始减少,丰满度下降,40 岁开始乳房下垂,乳晕收缩。按摩胸部可以增大胸部,及早发现乳房疾病。

（11）生殖能力

男性 40 岁后精子的数量和质量下降,女性 35 岁后子宫内壁变薄,卵巢分泌卵细胞的质量开始下降,受精概率有所下降。

（12）骨骼

35 岁后骨骼细胞的生成速度低于耗损的程度,出现骨质疏松。女性更年期出现骨质疏松症更是一种普遍现象。

（13）牙齿

牙龈萎缩和唾液分泌减少是造成牙齿脱落的两个主要原因。唾液分泌量随年龄增加而减少,唾液减少,冲刷口腔内的细菌能力减弱,齿龈更易被腐蚀萎缩,导致牙齿损伤、脱落。

（14）眼

老年后眼部肌肉萎缩,运动能力和聚焦能力弱化,出现老化和近视现象。

（15）前列腺

55 岁开始出现前列腺肥大和增生,正常为核桃大小,增生后可以大如橘子或鸡蛋。

（16）性器官

男性 65 岁时 25% 人群有勃起障碍;女性 55 岁时出现阴道壁变薄、萎缩、弹性下降及分泌物减少。

（17）肠道消化能力

55 岁时肠道内无害细胞群的菌种在下降,消化和吸收能力减弱,胃纳减少,便秘增加。

（18）味觉

60 岁时味蕾有 1 万个,以后每 10 年味蕾减少一半。

（19）声音

65 岁时喉咙中声带和软组织硬化,声音变嘶哑,调节音高和音调的能力减弱。

（20）肝脏

肝脏是人体中唯一能挑战衰老的器官,再生能力强,70 岁年龄的肝脏,还能换给 20 岁年龄的。

了解不同器官衰老的时间表,知道各个器官从年轻时就开始出现老龄化的症状,所以我们要从年轻开始,有的放矢,对症下药,留住青春的脚步,抗住衰老的压力,让衰老来得尽可能慢一些。

9.5 解释细胞衰老的学说

细胞衰老是一种复杂的生命活动,自由基学说是普遍认可的一种,还有多种学说可以解释衰老的现象。

（1）基因失稳

细胞在基因复制过程中,出现错误是一种常见的现象。一般情况下,细胞都会自行修复。随着年龄的增加,细胞自行修复的能力减弱,出现基因结构错误的概率增加。不能全部修复基因的错误,细胞开始趋向衰老和凋亡,这是内因。外因,如物理、化学刺激,生物病原入侵等都能使细胞复制过程中基因的完整性受到损伤。

（2）端粒损伤

细胞染色体的末端区域称端粒。端粒是保持细胞周期分裂完整的物质,细胞每分裂一次,端粒就变短一些,一旦端粒变短、消耗殆尽,细胞就趋向凋亡。

（3）营养感应失调

蛋白质稳态丧失导致代谢障碍,是老年痴呆症和帕金森症的病因之一。营养感应失调导致生长素合成受阻,如胰岛素受体及细胞内效果因子发生多肽性变化,营养生物能量通路发生障碍。

组织再生潜力减低是衰老特征。造血干细胞和免疫干细胞再生能力随着年龄增加而耗损,导致器官和组织的功能退化。

(4)神经网络学说

神经-内分泌-免疫系统之间建立网络通信,神经系统的丘脑和脑垂体,肾上腺和淋巴系统间建立传递信息,一方受障,三方遭殃。在丘脑控制下,肾上腺产生血管紧张素和胰岛素抵抗炎性反应等。

(5)生物钟学说

海弗利克称:细胞按既定程序生存,一生分裂 40～50 次,人的寿命为 120～150 岁,人称海弗利克学说。细胞分裂次数与端粒的长度有关。

(6)二甲双胍延寿学说

延寿和长寿是两个不同概念。二甲双胍是一种延寿药,适用于营养过剩状态,如减肥、代谢综合征、糖耐量减低,是不良反应较小的一种减肥药,有养生和抗衰老的应用前景。

(7)代谢废物积累学说

生命持续过程中会产生代谢产物,自身的代谢产物会危害细胞,产生衰老。脂褐素是由长寿蛋白、脂类共价缩合形成的交联物,它的结构致密,不能水解,在细胞内沉积,导致细胞损伤,人体衰老。

（8）肠道菌群组改变学说

2015 年高登（Gordon）和吕陈（Leulier）在《细胞》杂志上发表文章，认为肠道微生物有扭转乾坤的力量。在热量摄入不足的情况下，肠道微生物可以决定个体健康生长，还是发育不良。补充非淀粉类多糖可以建立合适的肠道微生物菌群，改善其发育状况。肠道为人体"第二大脑"，机体的生长发育、免疫功能、情绪和心血管疾病、肿瘤等可能与肠道功能相关。肠道年龄决定人的生理年龄，调节恢复肠道微生物菌群组是抗衰老的又一个合适途径。

（9）遗传学说

衰老与寿命有个体差异。子女寿命与父母有很大关系，很大程度上取决于遗传。衰老与分化发育一样，是遗传程序安排好的，人体细胞中可能有"长寿基因"和"衰老基因"，基因程序控制着人们的衰老与寿命。

9.6　健康四大基石抗衰老

衰老学说是科学、是理论、是描述发生在亿万个细胞内的微观变化。人们看不见这种变化，但是它每天却在变化着。抗衰老需要采取与人们日常生活相应的行动，行动又要与抗细胞衰老学说相匹配。WHO 倡导健康四大基石——合理营养、戒烟限酒、适当运动及心理平衡，既适用于健康维护，也适用于抵抗衰老。四大基石能在抗衰老学说间筑起一座沟通的桥梁,大大提高人们抗衰老的自觉性。

（1）心理平衡

人体自然衰老是生理性的,缓慢进行不可逆;而病理性衰老则加速自然衰老的进程。心理平衡既能延缓自然衰老,又能控制病理性衰老。中医学十分强调精神内守与神志调节,调神是养生防老的核心。《黄帝内经》灵枢·天年篇称:得神者生,失神者死。指出怒伤肝、恐伤肾、忧伤肺、思伤脾、喜伤心,人的七情六欲都受神志控制。这些情感刺激对人体的影响巨大,表面上只可能泛起一点涟漪,身体里已在翻江倒海般折腾。大脑是抗衰老的主宰,脑衰必然导致体衰。大脑中存在一个控制衰老的中心,下丘脑-垂体-内分泌靶向器官,如肾上腺等。内分泌系统之间存在神经网络通路,它控制人体新陈代谢、内分泌和免疫功能,心理因素与神经网络和自身免疫密切相关。

大脑具有强大的潜力,通常只有 20% 的脑细胞被利用,80% 脑细胞处于贮备状态,大脑又具有强大的开发能力,所以我们要多用脑、多思考、多学习,充分发挥脑细胞的能力。"哀莫大于心死"是指,最可悲哀的事莫过于人脑处于停滞的状态。另外,营养调节、适当运动等有利于改善大脑血液供应和增加脑细胞营养,减少脑细胞损伤。"脑不衰则全身不衰"是句至理名言。

（2）合理营养

人们都知道营养素是生命的物质基础，生命的代谢作用以营养素为底料，它既是组成细胞的原料，又是生命活动需要能量的源泉。没有营养素，就没有物质的代谢和生命活动。

1）营养障碍是细胞重生和修复能力减退的主要原因，蛋白质的代谢产物小分子肽是构成细胞的基础原料，必须及时补充。分子量在 2～10 个氨基酸者称小分子肽，10 个氨基酸以上者称大分子肽。小分子肽可以不经过消化道直接吸收，95％直接进入血液，2 分钟后就能发挥作用。身体内肽含量与年龄有关，20 岁时最为充足，随着年龄增加肽含量逐渐下降，出现失衡和不足，这就是人体需要及时补充的原因。蛋白质摄入 2.5 小时后被消化道吸收利用，20％～30％蛋白质转化为肽，这是蛋白质和肽的区别。

2）辐射、药物、致癌物质作用于身体，体内产生活性自由基。人体自有一套抗氧化系统，维持自由基不断产生与清除的动态平衡。自由基产生过多或清除过慢，细胞产生过氧化损伤。食物中有一些抗氧化的营养素，能抑制自由基的过氧化损伤，如大豆异黄酮、牛磺酸、花青素、虾青素、人参皂苷和花青素等多有较强的抗氧化作用。

3）维生素、无机盐和微量元素在细胞代谢、再生过程中发挥辅酶的重要作用,是延缓衰老不可缺少的物质。维生素有维生素 A、B 族维生素、维生素 C、维生素 D 和维生素 E。无机盐中有宏量元素钙和微量元素铁、锌和硒等。

（3）适当运动

1）最好的抗衰运动是跑步　有节奏的跑步,紧张、放松的交替运动等,能调节人的情绪,缓解交感神经兴奋的程度;同时在运动中吸入大量氧气,血液循环加速,可促进新陈代谢,清除血管壁堆积的血脂和代谢产物,对心脑血管系统都有保护作用。

2）最好的抗高血压运动是走路　行走时,肌肉如运行的泵站,一收一缩,血液循环得以加强,血压得以调节下降。每天走路时间以 1 小时为宜,慢速每分钟 60～70 步,中速每分钟 70～80 步,快速每分钟 110～120 步。美国哥伦比亚大学发表研究文章说,追踪研究 3 300 名老年人 9 年,脑卒中发生 238 次,经常运动组脑卒中发生率占 20%,从不运动组脑卒中发生率占 40%。得出结论:运动能降低脑卒中的发生率。德国萨尔大学劳夫斯提出端粒学说,认为运动可以调节端粒的稳定性;白细胞染色体末段一段脱氧核糖核酸(DNA),它的长度与衰老有关;端粒可以保护染色体免于破坏;长跑运动员的端粒比一般人群长。他们的研究还发现,经常长跑的运动员白细胞染色体端粒长度与从不运动的人群相比,端粒长,端粒酶的活性高,心率慢、血压和胆固醇水平低。研究得出结论：运动通过白细胞的端粒增长而具有抗衰老的作用。

（4）戒烟

吸烟的破坏作用从以下 3 个方面体现：①尼古丁能破坏基因，进入基因碱基后破坏 DNA 的结构，损坏的 DNA 可以断成片段，并能遗转给子代细胞，发展成为潜在的肿瘤细胞。②烟草在种植时吸收少量放射性物质，吸烟时随烟雾进入人体，放射性物质钋- 210 少量积聚，它能损伤细胞。每天吸烟 30 支，每年吸收的放射量，相当于 100 次 X 线照射吸收的剂量。③吸烟损伤免疫系统，自然杀伤（NK）细胞称为免疫系统的杀伤细胞，烟草中的尼古丁能损伤 NK 细胞，吸烟量与人体中的 NK 细胞量呈反比，即吸烟越多，NK 细胞的量越少，免疫力显著下降。

10 性格与寿命

医学史上曾有许多学者提出将个人的性格（personality）与疾病、健康和寿命联系起来。例如：消化性溃疡、高血压、溃疡性结肠炎和神经性皮炎等疾病的发生与发展，可能与个人的特殊性格有一定联系，但却没有肯定一致的结论。

性格决定命运，既包括性格对个人从事事业发展的影响，也包括性格对个人疾病、健康和寿命的影响。性格是先天形成的，后天的教育和个人的训练、修养对性格也起着重要作用。因此，只能说性格对人类健康和寿命发挥了一部分的作用。人们要认识不良性格的危害，努力加以改造纠正，培养良好性格，并保持发扬。对待性格不能听天由命，要将改变不良性格、增进健康和延年益寿的使命，掌握在自己手上。

10.1 性格分型

美国心脏内科医师迈耶·弗雷德曼在诊疗工作中发现：患者座椅后面的两只脚因为长期受患者压迫形成凹陷，这是由于患者就诊时脾气急躁，两腿前面交叉，压力集中于后面的两个椅脚而形成的凹陷。他发现患者易激动、发怒、暴躁、恼火，这4种性格特征的第一个英文字母都是A，就称之为A型性格。A型性格的人，除了具有上述4种特征外，还具有极端好胜，缺乏耐心，有一定攻击性，以及有事业心和雄心壮志，时间观念强，整天闲不住，对别人不信任，人际关系不好等。具有A型性格的人，发生心脏病的概率比B型性格的高1.5～4.5倍。统计资料表明，在心脏病患者中，85%属于A型性格。

大规模的前瞻跟踪研究发现，A型性格与冠心病之间的因果联系与性格特征中的敌意和攻击性密切相关。对人和事怀有敌意和攻击性，身体内的应激反应机制过度，始终处于紧张状态，旷日持久，成为冠心病的主要诱因。也有研究表明，通过教育和加强社会支持，改变A型性格，能有效降低冠心病的发病率。

美国医师弗里德曼·罗森提出B型性格与A型性格相反。B型性格的特征是为人不激动，与人好相处，不争强好胜，易于满足现状，遇事想得开，不斤斤计较和耿耿于怀，为人宽厚，人际关系好。这种性格具有长寿特征，心血管疾病发病率低。上海一项调查资料表明,95 岁以上长寿老人中有 80% 为 B 型性格,14% 为 A 型性格,C 型和 E 型性格可能和长寿无缘。研究还发现,B 型性格者一旦罹患冠心病,死亡率高于 A 型性格者。可能的原因是 B 型性格者往往接受现状,缺乏与疾病斗争的信心和决心。

20 世纪 80 年代德国心理学家提出第三种性格类型 C 型。C 型性格者可能在童年承受抑郁或丧失亲人抚养等,表现为孤僻、愤怒、悲伤、苦闷,过分抑制自己的情绪,克制自己,容忍迁就,回避矛盾,逆来顺受,忍气吞声,在挫折面前不敢反抗,而是自暴自弃、自怨自艾等。C 型性格的核心特征是缺乏坚强意志,在外界环境压力和不良刺激的作用下,易于损坏身体内部的平衡机制,降低全身的免疫功能,又不能及时清除体内的异常细胞,即突变细胞的转化。C 型性格者发生肿瘤的概率为常人的 3 倍。有研究发现,在诊断为艾滋病的患者中,那些不愿意接受他们注定死亡命运者,和那些逆来顺受、易于认命的 C 型性格者相比,生存时间可能更长,因为 C 型性格具有被动受命运摆布的特征,可能对自己的寿命产生不利的影响。

1998 年比利时心理学家德列诺首先提出 D 型性格。它的主要表现为沉默寡言、性格冷淡、待人孤僻、不合群、爱独处、缺乏自信心、情绪消极、忧伤、烦躁不安。D 型性格者发生冠心病和肿瘤的概率明显高于一般人群。他们研究报道,对 319 名 D 型性格者跟踪 9 年,52%发生心绞痛,同年龄的一般人群心绞痛的发生率为 12%。结论:D型性格为心绞痛的一个重要危险因素。还有报道指出,对 246 例 D 型性格研究对象跟踪观察 10 年,肿瘤发生率也明显增加。2005 年荷兰的一项研究报道对 900 例心脏安装支架的 D 型性格患者进行跟踪观察,发现心脏病死亡率要高于一般人群 4 倍。上述报道都对 D 型性格和心脏病和肿瘤进行了初步研究,得出了两者之间存在阳性联系的结论。当然,D 型性格对健康和寿命的关系,还需要更科学的设计,在更多样本、更长的观察时间内进行更加深入的研究,才能得出更加科学的结论。

E 型性格表现为感情丰富,善于思索,很少有攻击性,也很少找别人麻烦,情绪较乐观,但点滴小事易引发焦虑症,产生一系列功能紊乱症状。E 型性格者易患神经官能症,如头痛、头晕、失眠等神经焦虑症。

积极心理学(positive psychology)认为个性乐观有利于健康长寿。个性乐观者将失败更多归之于外部因素。有研究表明,乐观心态可以降低慢性应激反应,对免疫系统有良性保护作用。

10.2　性格调整

性格分型是客观存在的,也是先天决定的。但是,人的性格并不是严格按照 5 种性格特征表现出来,往往呈现混合型的性格特征,或是某一种性格强势,另一种性格弱势,即某些性格呈显性,而另一些性格则呈隐性。即同一个体在一个时期内一种性格表现为强势,而在另一个时期内这种性格表现为弱势。同一个人在同一时期对待不同人和事,可能产生不同性格的表现,所以人们的性格具有主导性格和反复多变的倾向。要认识自己的性格特征,扬长避短,发扬优势,纠正劣势,这就是性格调整的任务。需要强调一点,个人的性格是先天遗传的,但是后天的教育,个人的修养和训练,有可能改不良性格为良好性格,不能过分强调性格的遗传特性。个人的情绪也受性格的主导,情绪往往和性格一起,主导着以下 5 个方面性格的调整。

(1)"经理性格"

"经理性格"的表现是争强好胜,脾气急躁;遇事会先冷静下来,回避不良情绪的刺激,再思考对策;遇到挫折、处于逆境时,能冷静分析原因,找出化解逆境为顺境的方法。具有这种性格者能够考虑周到,制订切实可行的目标。对于脱离实际的目标,不会徒费精力、徒增烦恼。能针对自己的急躁脾气,学会陶冶情操,劳逸结合,张弛有度,丰富自己的精神修养。

(2)B 型性格

B 型性格者是有长寿特征的,但并非全是优点。首先要增强进取心、事业心,不断追求进步。其次要有时间观念,慢性子更长寿,但慢不等于拖拖拉拉、疲疲沓沓。对待自己的健康,不要过分乐观,留意自己身体发出的信号,增强与疾病斗争的信心。

（3）C 型性格

C 型性格者属于"老好人型",容易焦虑过度,爱生闷气,是具有"癌症特征"的一种类型。首先,遇到不愉快的事,要善于向人倾诉,自我消化,排解不良情绪,不要一味压抑自己。其次,要理性看到自己的优点和缺点,多倾听他人的评论和得到别人的帮助,多关注正面评论,增强自信心。最后,要多参加体育运动,因为体育运动能帮助身体产生多巴胺类的益性物质,有助于驱散体内积蓄的怨气。

（4）孤僻性格

改变孤僻、离群独处的习惯,多交朋友,多参加社会活动,有助于改变孤僻性格。多培养兴趣爱好,学会向他人倾诉,取得朋友的帮助,以缓解自己的孤独情绪。家庭成员的关爱,可能打开性格孤僻者尘封的心扉,有助于排解其心中郁积的恶劣情绪。

（5）乐观开朗性格

提高情商,学会自得其乐,知足常乐。努力保持乐观开朗的心态,摆脱消极悲观的情绪,达到脱离苦闷世界,走向快乐人生的目的。无论哪一种性格的人群，都应该培养这种性格特征。

10.3　长寿的性格特征

长寿是一种基因与环境综合作用的复杂社会现象，其中性格是由基因和环境共同作用形成的一个重要方面。上文提到 B 型性格具有典型的长寿特征，但是拥有 B 型性格的人群和其他性格的相比，只不过具有一定的优势，获得长寿的概率可能高于其他性格类型者，但不一定能保证达到长寿的目的。性格不是寿命的决定论，只不过是一个重要影响寿命的因素。以下阐述性格特征对寿命的影响，只从一个方面阐述它的优势和劣势，不一定呈现出两者之间必然的因果关系，但性格和寿命之间是具有一定关系的。根据文献报道，心理平衡对长寿的作用可能超过一切保健措施产生效果的总和。心理平衡才能达到生理平衡。愤怒是 A 型性格者最常见的一种消极情绪，生气、愤怒使人的情绪低沉，闷闷不乐，产生内疚、沮丧，阻碍情感交流。愤怒引起内分泌功能失调，免疫功能下降，高血压、溃疡病、神经衰弱症状和失眠应运而生。因此，控制愤怒情绪是训练心理平衡能力的一项重要内容。"善忘者寿"是古人留给今人的长寿格言，要忘记忧愁、快乐、功名、利禄，忘记恩怨和财富。忘记能使人豁达大度、心情平静，远离尘世干扰，达到延年益寿的目的。张学良活了 103 岁，他的座右铭是：什么都不放在心上。

瑞士心理学家荣格提出"性格决定命运"的论断，是有一定科学依据的。他认为乐天派情绪积极，看得开一切，就能少生气、少生病。但是过分乐观又往往会忽视自己的健康。美国华盛顿大学心理学家对 600 名研究对象先后从 1935—1938 年起进行跟踪，到 2013 年，进行了长达 78 年的观察后得出：男性长寿的特点是有责任心，不冒险，思路周密清楚，行动有力，工作效率高；第二个特点是思想观念开放，能接受新观念、新事物，与时俱进。女性长寿的共同特点是情绪稳定，和气可亲，友善待人，群众关系良好。

综合以上观点，长寿者需要摒弃的 6 种劣势性格和情绪是：①过分焦虑；②隐忍抑郁；③多疑妒忌；④拖拉散漫；⑤脾气暴躁；⑥爱钻牛角尖而不能自拔。

10.4 长寿的 8 种性格和情绪特征

（1）做事认真

斯坦福大学一项研究得出结论：对 1 500 名研究对象观察发现，长寿者的共同特征是深谋远虑，做事有目标，认真，有条不紊，持之以恒，责任心强。

（2）善于交往

长寿者有良好的人际关系，对人充满爱意，能用积极的情绪处理人和事，能改变自己孤僻不合群的习性。

（3）乐观

百岁老人的其他特征可以各异，但乐观是其共同的特征。乐观是百岁老人待人接物的处世之道，是长寿者不可或缺的共同规律。

（4）爱帮助人

密西根大学萨拉·康拉斯发现，能真心实意帮助他人，自己得到的回报是可以延寿 4 年。助人即助己，主动付出，都会回报到自己的身边。这就是：爱出者爱返，福往者福来。

（5）工作勤奋

工作既能体现自己的价值，又能帮助自己实现延年益寿的目标。过早退休，不利于健康长寿。百岁漫画家方成总结的长寿经是一个字：忙。

（6）对新事物持开放态度

学习新鲜事物能使自己的头脑处于活跃状态，我们要不断接受新思想、新事物。如果老年人能够像年轻人一样心理年轻，那么身体同样可以年轻，关键是要不断学习，不断接受新事物，与时俱进。

（7）避免神经过敏情绪

日本东京大学对百岁老人观察后发现，有神经过敏的人，发生抑郁症的概率要高于常人，易于产生敌对情绪和攻击性。有些小担心和适度神经过敏者，和经常忧愁、觉得凄惨的人相比,前者更容易长寿。

(8)对衰老和死亡持坦然态度

美国耶鲁大学公共卫生学院的研究发现,对疾病、死亡持坦然态度的乐观主义者,和整天凄凄惨惨、悲悲切切,担忧自己寿命和死亡的悲观主义者相比,前者的生活质量更高,活得更潇洒,寿命更长。

11 心静寿长

身动是生理功能的作用,心静是心理的表现。身动主要是锻炼肌肉、骨骼和神经系统的功能,疏通气血运行,加速人体新陈代谢,排出体内废弃物。"生命在于运动"是人们最为熟悉的至理名言。

心静是通过心理调节,使肌肉、骨骼和神经系统松弛,心跳和呼吸变慢,耗氧量下降,血脂和血压下降。全身经络通道开通,气血运行通畅,器官功能恢复,机体的免疫功能和抗病能力得以提高。《万全养生四要》指出:心常清静则神安,神安则精神皆安,以此养生则寿,没世不殆。心劳则神不安,神不安则精神皆危,以此养生则殃。身动心静,一张一弛,一动一静,是健康长寿之道。

心静是指清静、宁静和安静。心静是一种修养,是一

心理与寿命篇

077

种悟性和素质,也是一种超然高尚的精神境界。一个人在待人、接物、处世中表现的态度,反映一个人的心态。淡泊明志,宁静致远。淡泊明志的精神境界有先天获得的因素,更多的是靠人生的历练,是培养、训练和觉悟得来的。下面列举的 7 种心理状态,是心静的集中表现,心静也能促进以下 7 种良好心理状态的形成和发展,彼此是相辅相成的。

11.1 心静的表现

（1）心善

一个好心态指有善心,存好心,做好事,说好话,做好人。一个心地善良,心存正念,心态平静者,机体会产生一种神经传导物质,俗称"益性因子",促进体内新陈代谢。反之,一个心存恶念,损人利己,刁钻营私,精神经常处于紧张状态者,体内应激反应系统亢奋,"压力激素"增加。好人有好报、心善能长寿是至理名言。

（2）心宽

笑口常开,笑天下可笑之人,大肚能容,容天下难容之事,是描述心宽的集中表现。胸怀坦荡是心宽的体现,心宽是指有博大的情怀,能包容人间的喜怒哀乐。心宽能抑制面临的各种负面情绪,如烦躁、急躁及暴躁。法国作家雨果有句名言说得好:"世界上最宽阔的是海洋,比海洋更宽阔的是天空,比天空更宽阔的是人的胸怀。"

（3）心正

清清白白做人、认认真真做事是国人的传统道德标准。面对功名利禄引诱而不惑，处于犬马声色环境而不染，始终保持一种正直、平常的心态是不容易的。方成和丁聪都是耄耋老人，但心灵清静，襟怀坦荡，淡泊名利，一门心思作画，是著名的漫画家。

（4）心安

内心安详平和，没有烦恼、牵挂、忧虑，心静能处于一种超然状态。古有骤然临之而不惊，无故加之而不怒的超人，其高尚的精神境界非常人能及。

（5）心诚

诚是指真诚。心诚是指诚以待人，以真诚打动人心，换来真心，和别人和谐相处。真诚做事，认真踏实，不断追求，就能心想事成。真诚待己，爱护自己的生命。真诚能坚持不懈地维护良好的生活习惯，摒弃不良的生活方式。

（6）心怡

无论处于顺境、逆境都能保持化险为夷、化忧为乐的心态，有知足常乐、自得其乐的好心态。要追求一种劳而不累，逸不过安，欲不过求，喜不过欢的淡泊宁静、怡然自得的生活状态。

（7）心慧

心静是学问入门的前提。学须静也，才须学也，慧、静、学、才 4 个字缺一不可。季羡林和杨振宁都已 98 岁高龄,他们共同的长寿体会是以平静心求学,用平常心对待自己健康,成为学问与长寿共享于世的典范,这样优秀人物的例子不胜枚举。

11.2 宁静致寿是人生追求的高境界

（1）心态要宁静

情绪是人的本能,人们处于激烈的竞争环境下,精神压力自然增加,负面情绪的表现形式有抱怨、暴躁和暴怒。常听有人在抱怨:你看,这个社会这个样,这个单位这个样,这个人又这个样,抱怨之声不绝于耳。比抱怨更为严重的是发怒、暴躁、焦虑、惊恐和悲伤等。人体长期处于负面情绪之中,不利于心理健康而导致疾病发生,如肿瘤、心血管疾病、溃疡病、月经不调等心身疾病,65%～90%的心身疾病都与负面情绪有关。中医学认为百病生于气也,怒则气上,喜则气缓,悲则气消,惊则气乱,思则气结,历数了负面情绪是致病根源之一的理由。

人的一生需要不断地去养心、修心、静心,领悟心灵的宁静。宁静致远的最高境界是宁静致寿。心安则身安,身安则体健,体健则百病少生,这也是宁静养身、健康长寿的原因之一。人处于一个烦躁、焦虑的情绪中,身体内会产生一种"压力激素",损坏体内的免疫系统功能。人处于一个快乐和谐、心情舒畅的良好情绪中,身体内会滋生一种类似多巴胺的"益性激素",协调身体各器官的功能,促进健康。在新冠肺炎疫情流行的情况下,以下 3 个方面能体现心态宁静应对疾病的优势。①静心在家隔离,可减少接触传染源的机会。②安心休养,身体自身免疫力较强,即使感染少量病原,也不一定发病。③患病后抱着不悲观、不失望、既来之则安之的心态,配合医务人员的治疗,预后大多良好,这也是许多患者康复后的共同体会。

（2）生活要平静

平静是福,退休了,工作压力少了,经济负担轻了,子女成长了,不需要多操心了,可以过一种宠辱不惊,闲看庭前花开花落,去留无意,漫观天外云卷云舒的潇洒休闲生活。静的对立面是躁,烦躁、急躁、焦躁、暴躁是躁的 4 种不同表现。我有过这样的经历:隔壁装修,电钻震得自己心绪不宁,忍了数日忍不住,就走过去和装修工人说几句,不到一分钟就心跳气急,呼吸急促,面红耳赤,血压上升,立刻回家安静下来,才避免了一场灾难的发生,体会到忍一时风平浪静、退一步海阔天空的真谛。年轻时脾气暴躁、逞强争胜的事常有发生,年老了千万警惕要保护自己。

（3）学习应心静

静而能安,安而能思,思后能得智慧。学问和智慧都是静心追求的结果,心静则智慧生。凡是大学问家、大科学家们,都是在摆脱名利、地位和世俗的诱惑,一心向学,几十年如一日,宁静致远,才登上学问和技术成就的高峰,古今中外,概莫能外。

(4)患病后要安心

要以积极的态度对待疾病,好心态可以增加人体的抵抗力,预防疾病。人老了,患病是正常现象,对待疾病有两种不同态度:乐观、有信心是积极态度;忧虑、恐惧和悲观是消极态度。采取既来之则安之的大度豁达态度与疾病斗争,有利于战胜疾病。任仲夷是一位革命老干部,他患病后对自己疾病以乐观心态描述,值得称颂。他一目失明后自称是"一目了然",一耳失聪后自称是"不会偏听偏信",胆囊被切除后自称"浑身是胆",胃又被切除后自称"今后已经是无所畏(胃)惧"了。这样乐观、风趣、幽默对待疾病的态度,给后人不少启迪。苏步青是复旦大学的著名数学家,一级教授,他在84岁丧偶后将悲痛埋在心底,仍然以事业为重,以惊人的毅力,化悲伤为力量,继续在他的数学王国以及复旦大学领导岗位上奉献了17年,直到以101岁的高龄逝世。

11.3 心静的分子生物学发现

心静的生理基础不在心脏,而在大脑的神经系统,是指人的心理状态。心静增寿主要是通过神经系统的作用。心静与寿命的联系,神经系统的兴奋性与寿命的联系是人们关心的问题。最近分子生物学的研究揭示了这一联系的通道。科学家在动物实验和人体试验中发现了神经活动影响寿命的证据：神经系统兴奋性高，寿命短；神经系统兴奋性低，寿命长。

哈佛大学医学院杨克尼（Yankner）团队在 2019 年发现，神经元的兴奋程度是决定寿命长短的主要因素。2014 年在线虫生物模式中就发现了神经兴奋性与衰老的关系，改变线虫神经系统的兴奋性，会影响线虫的寿命。增加线虫神经系统的兴奋性，寿命缩短；抑制线虫神经系统的兴奋性，寿命延长。神经系统兴奋性可通过一个 REST 基因，调控神经系统的作用。

其次，研究组发现在胎儿大脑发育过程中 REST 基因处于活跃状态，年轻时 REST 基因处于休眠状态。正常人大脑中 REST 基因处于开启状态，老年痴呆症和阿尔茨海默症患者大脑中 REST 基因降低或缺失，因此患者神经元的兴奋性可能被激活。这一发现可能解释这两种疾病的发病机制。

第三个证据来自人群调查，有 3 组人群调查结果得出同一个结论。3 组研究对象的年龄都在 60～100 岁之间，去世前没有患过认知障碍性疾病。将研究对象区分为 60～85 岁低龄组和 86～100 岁高龄组。用 REST 基因表达程度显示两组的差别。结果发现：85 岁及以下低龄组的 REST 基因表达显著高于高龄组，即低龄组的神经系统兴奋性要高于 86 岁以上高龄组。*REST* 基因是通过神经系统兴奋性影响衰老和寿命的。

神经系统兴奋性提高表现为肌肉抽搐、血流加速、血压升高、面红耳赤等一系列生理变化，人们是容易感觉的。心静能够降低神经系统的兴奋性，具有显而易见的优势。发怒、焦躁、着急、忧虑、悲伤等一系列情绪变化都与神经系统兴奋性的提高相关，可能发生一些有感觉的生理变化。神经系统兴奋性对衰老和寿命的影响是偶尔发生还是持久的积累，以及思想活动与神经系统兴奋性的关系，还需要更多科学研究来证实。静心与神经系统兴奋性，以及与 *REST* 基因变化的关系，也需要更多的科学研究来阐述。

11.4 怎样心静

心静可从思想和行动方面入手。人处于躁动不安时，烦恼时，发怒时，焦虑时，要想办法安静下来。大家都知道冲动是魔鬼。在冲动发生时，控制好自己的情绪，是悟性、修养和觉悟的表现。在党性教育时提高思想觉悟是一个重要的主题，有一套行之有效的方法。提倡人性教育时也应该将心静列为重要的主题，以及提高自觉性的一项内容。心静半是悟性，半是培养教育后提高的觉悟。人真正做到静心求学则学业有成，静心做事则功成名就，静心养生则能延年益寿。

12 微笑与长寿

　　微笑能延长寿命,有些人也许认为这是一句笑话,因为寿命和微笑都有许多不确定性。从时间观察,笑分从不、偶尔、经常的微笑。人一生中微笑多少次才能确定与寿命有关?人生在某一时期笑得多一点,某一时期笑得少一点是常态,确定笑的时间长度等是一个难题。从空间观察,笑分不同的程度,有会心的笑、微笑、开怀大笑、狂笑,还有奸笑、嘲笑和冷笑等。不同性质和不同程度的笑对人的心理和生理反应肯定是有区别的,人的性格和社会心理状态对笑又有重要影响。

　　科学研究的任务就是要变不确定为确定。密歇根大学早在 20 世纪 50 年代,对一批棒球队员进行观察,根据队员的嘴型、颊面、眼周和颈部肌肉的活动程度制成照片,将队员分为不笑、微笑和充分笑 3 组。3 组队员前瞻观察数十年。在平衡分析了身体质量、婚姻、运动生涯和收入等因素后,结果发现:不笑组平均寿命 72.9 岁,微笑组平均寿命 75.0 岁,充分笑组平均寿命 79.9 岁。在科研历史上第一次报道了情绪活动和微笑与寿命之间有关,开启了这个领域研究的先河。最近,据美国科学网站报道,一项研究涵盖了 6 944 名女性和 1 429 名男性,追踪观察 30 年,在控制了健康状况、饮食和锻炼因素的影响后,结果发现:面无表情的悲观组平均年龄 72.9 岁,开怀大笑的乐观组平均年龄 79 岁。最乐观女性组活到 85 岁的可能性比不乐观的女性组寿命增加 1.5 倍;最乐观男性组活到 85 岁的可能性比不乐观男性组寿命增加 1.7 倍。结论是微笑与乐观开朗性格共存,笑能延长寿命 7 岁,达成学术界的共识。

性格是先天形成的,但是学会微笑有可能改悲观性格为乐观性格。笑待人生是个人的一种修养,笑傲江湖更是一种人生哲学和智慧,每个人都有可能通过微笑转化成一个乐观主义者。历来有关笑能增进健康和延长寿命的谚语很多,如"笑一笑十年少;愁一愁白了头""小聪明往往不能快乐,大智慧常常笑口常开""生气催人老,微笑变年少"。有人编了一首欢笑歌:"一笑烦恼跑,二笑怨恨消,三笑憾事了,四笑病魔逃,五笑永不老,六笑乐逍遥,时常开口笑,寿比南山高。"

四川乐山大佛风景区凌云禅祠有一座弥勒佛坐像,两旁挂有一副对联:"笑口常开,笑天下可笑之人;大肚能容,容天下难容之事。"人们若能笑傲江湖,笑天下可笑之人、之事,大肚能容,容天下难容之事,人生的修养达到如此超然的境界,则赛似神仙了。

以下从个人和社会两个方面介绍笑的作用。

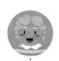

（1）微笑对个人健康和延长寿命的作用

1）微笑助人年轻　一次微笑能牵动 15 根神经，一次大笑的能量胜过 15 分钟体操。笑能使唇周、面颊、眼周及颈部肌肉放松，外观显年轻。婴儿每天平均笑 40 次，成年后平均每天笑 20 次，老年后平均每天笑 5 次。40 岁以后更加需要多笑。生气催人老，笑笑变年少，这是古人总结的经验。

2）微笑有助于改善睡眠　微笑能促进体内褪黑激素分泌量增加，其作用机制与进入睡眠状态时身体分泌的褪黑激素作用相同，易于使人进入睡眠状态。

3）微笑能增强免疫功能　微笑具有兴奋副交感神经，降低肾上腺素分泌，促进新陈代谢的作用，以及减少疲劳、降低血压的作用。

4）微笑能改善记忆　微笑使脑神经传递功能加速，大脑思维活动增强，记忆力得以改善。

5）微笑有助于提高呼吸系统功能　呼吸器官运动能引导胸腔、腹腔和肺脏协调运动，增加氧气的吸入量，加强体内新陈代谢的作用。一次开怀大笑时将大量的二氧化碳以每小时 100 千米的速度排出体外，能反射性地吸入新鲜空气。

6）微笑有助于增强消化功能　微笑能增加消化系统的活力，消化液的分泌量随之增加。

7）微笑能缓解压力　微笑能释放一定量的免疫球蛋白，提高机体的免疫功能，还能释放少量的内啡肽，其作用类似于吗啡，既有缓解生活压力的作用，还能缓解疼痛。

8）微笑有助于减轻疲劳　微笑能降低紧张状态，减轻人们的攻击性。人体肌肉处于紧张状态，激素含量上升，攻击性增强；冷静微笑时肌肉放松，激素含量下降，身体处于松弛的状态。

（2）微笑对改善人际关系和社会关系的作用

1）改善婚姻和家庭关系　和谐美好的家庭关系是人生的第一需要，笑对人生首先要笑对自己的家人。夫妻间有矛盾，往往微笑能化解一切。有研究证明，儿童时期持有开朗、乐观生活态度的群体，长大后生活幸福、家庭和谐、婚姻美满的比例，明显要高于一般人群。

2）微笑能传达友善　爱笑比严肃不笑的人更显得和蔼可亲。一笑泯恩仇就是通过微笑化解仇恨的例子。微笑能感染他人，处在紧张的环境下，一个团体里有人首先开启微笑，往往能带动其他人纷纷以微笑相报，紧张状态便会缓和下来。面露笑意展示的是信任和信心，面无表情往往得不到人们的信任。

3）笑容能让人坦然面对逆境　逆来顺受是人们应对困境的方法，在险恶环境下笑傲江湖是拥有信心和勇气的体现。微笑往往是人们化解逆境的一种有效手段。

心态好是长寿众多因素中一个重要因素,笑是心态好的一种外向表现。笑是乐观性格的流露,乐观性格是父母先天赠予和自己后天修养获得的。分享一些笑口常开的例子,乔冠华在联大仰天大笑的照片,令人历久难忘。银幕上周冰清的歌声,悦耳动听;她开口发言,未曾讲话,先捂住嘴,格格大笑地弯了腰,笑声不断,她乐观爽朗笑声,往往比她的歌声更美妙。我们熟悉的陈海峰局长,人称哈哈局长,未曾开口先哈哈一笑。他们和蔼可亲的人格魅力,给我们留下了美好的记忆。

"经常笑一笑,活过九十九",一笑能立竿见影,真是一笑值千金了。笑有百利而无一害,笑是久久为功的,要日积月累,方得成效。经常笑口常开是与乐观性格并存的。心态是长寿四梁八柱中的一柱,心态常好、笑口常开,一生乐观是长寿的重要条件之一。

今天这个美好时代,值得歌颂赞扬;优越的社会制度,可以开怀大笑;我们的生活,值得歌唱、欢笑。笑是对生活的赞美,对社会和别人的肯定,也是对自己健康和寿命的一种促进方式。

13 情绪与寿命

现代心理学将情绪分为 5 类:快乐、愤怒、厌恶、恐惧及内疚。除了快乐是正面情绪外，其他4类都是负面情绪。情绪人人都有，表现形式各不相同。喜、怒、忧、思、悲、恐、惊是人们常见的7种表达情绪的方式。喜极而泣，怒极伤身，乐极生悲，惊极失控，都是情绪引起的身体生理变化，极端情绪往往走向其反面。情绪分两种：正面情绪有高兴、积极、乐观、兴奋、愉快等；负面情绪有孤独、愤怒、失望、无用、懊悔、痛苦、焦虑、紧张、烦躁、挫折、害怕和生气等。情绪对健康和寿命的影响受它的性质、强度和持续时间3个方面主导。有人用极端愤怒形容为"怒从胸中起，恶向胆边生""肺都气炸了""人都气死了"，形容狂怒带来危害的程度。《三国演义》中周瑜被诸葛亮活活气死的例子是有科学根据的。原来人在生气时，会出现呼吸急促的症状，肺泡就需要不断地扩张换气，收缩的时间会减少，肺部自然就会越来越扩张，引起肺泡和血管一起破裂。"既生瑜，何生亮"之类哀叹的事就会发生。

正面情绪与健康的联系可能没有负面情绪那样强烈，但是正面情绪一般比较持久，能获得社会支持，对健康的保护作用更为明显。生性乐观的人能从积极的方面看问题，相信一切都会向好的方面发展。有研究发现，与悲观者比较，乐观者具有更好的生活质量和健康状况，身体内的免疫力指标普遍好于悲观者，有抵抗病毒侵袭（如感冒病毒等）的能力。持有乐观态度者患肿瘤的概率要低于一般人群,且患病后的恢复概率也比一般人群好。和悲观者相比较,乐观者的寿命更长是有科学根据的。

许多研究报道都阐述了情绪与寿命的密切联系。国外曾对 160 名 20～90 岁有记日记习惯的修女跟踪观察,一直到她们生命的终点。结果发现,正面情绪组的寿命比负面情绪组相差 10 年。还有研究对 3 853 名 52～79 岁人群追踪 5 年,研究方法为每天 24 小时分 4 次记录自己的情绪反应,积极情绪为快乐、兴奋及满意;消极情绪为担忧、焦虑及害怕。结果发现消极情绪组死亡率为 7.3%,中性组死亡率为 4.6%,积极情绪组死亡率为 3.6%,应用 Cox 回归方法分析高低情绪不同组的死亡危险比为 0.498。纽约大学石溪分校预防医学教授斯坦芬波士脱认为,上述研究方法可信,研究结论有说服力,如果研究的时间能延长到 10～15 年,两组的差别将会更明显,更能说明情绪和寿命之间的关系。

情绪与健康的联系已经得到肯定,但是情绪与健康之间的作用机制还不是十分清楚。可能的原因有:①情绪是通过生理机制作用健康。不同的生理变化,包括自主神经系统、神经内分泌系统、神经免疫系统等,与大脑皮质对这些系统的作用机制还有待阐明,心理因素对人体的生理作用机制还有待研究。极度愤怒和极度悲伤会增加交感神经系统的兴奋性,导致血压升高,血流加速,心脏负荷增加,诱发心绞痛,甚至发生心肌梗死和脑血管破裂,这些机制是明确的。②情绪可以影响人们的行为。情绪和行为共生共存主导疾病发生和发展,"借酒浇愁"表明在应激状态下,人们试图用酒精、烟草、毒品来麻痹自己。负面情绪往往诱导人们缺乏自我照顾和忽略健康的生活方式。

本文用乐观和悲观的例子,讨论正面情绪和负面情绪对健康和寿命的影响。其他情绪因素对人体健康的影响,同样取决于它的性质、强度和作用持续的时间。

13.1　愤怒伤身损寿

愤怒是负面情绪中最常见的一种,发怒按程度细分为佯怒、微嗔、恼怒、大怒、暴怒和狂怒等。愤怒是通称,前 2 种是小怒,恼怒是中怒,后 3 种是大怒。"怒发冲冠"是文人对大怒状态的夸张描述。愤怒时人的思维运转不灵,智力出现障碍,人际关系紧张,易于引起冲突。

（1）愤怒对健康的影响

愤怒是心理和生理的综合作用,对健康的影响主要表现在以下 7 个方面。

1）愤怒时心脏遭受巨大风险。精神病学家研究发现,愤怒发作 1～2 小时内,血液涌向心脏,胸闷气急,心律不齐,心脏病发生的概率会增加 1 倍。

2）愤怒时,脑血流量增加,大脑易于形成凝血块,脑出血的概率增加 3 倍,脑卒中的发生率增加。

3）愤怒可降低身体的免疫功能,有时仅通过回忆过去的愤怒经历,就可能造成血液中免疫球蛋白含量下降。

4）愤怒时,肺活量下降,呼吸急促,换气量增加,气道炎症和呼吸系统疾病发生率增加。

5）愤怒与焦虑往往共生共存。愤怒加强焦虑症的症状,扰乱人的正常生活,难以与人们相处,严重时能产生敌意和伤人毁物事件。

6）怒伤肝,愤怒使人体血液内儿茶酚胺分泌量增加。通过中枢神经系统的作用,升高血糖含量,提高肝脏内脂肪代谢分解能力,产生游离脂肪酸,它能损害肝细胞,导致肝脏的解毒能力下降,肝胆代谢失常,容易产生胆结石、胆囊炎及肝炎等疾病。

7）怒损寿、乐增寿是人们的共识。感情好的夫妻与经常吵架的夫妻相比,前者能有更好的生活质量,更能延年益寿。杜克大学对一批大学生进行为期 18 年的跟踪研究,发现在 50 岁以前易怒组的死亡率为 20%,心平气和组的死亡率为 5%。生理学家爱尔马研究后得出结论:生气 10 分钟消耗的能量,不亚于 3 000 米长跑;一次发怒 5 分钟,生理寿命减少 3 天。怒折寿绝不是虚妄之言。

（2）愤怒的原因

多种原因可产生愤怒,具体如下。

1）性格差异 有人性格暴躁,一触即怒,无名火冒三丈;有人性格温顺,心平气和,即使在不公平的环境下也能控制自己的情绪,让怒气消退下去。这是性格差异使然,是先天造成的。

2)环境因素　如工作不顺、生活不顺、感情不顺,天气炎热等,心情就会烦躁。疫情期间长期困居斗室,心情难免会郁闷难受,遭遇委屈,易于发泄报复等。

3)情绪困扰　某一时期具有抑郁情绪,易发无名火,表现为焦虑、暴躁,易冲动,出言不逊,情绪失控,小骂大怒,甚至毁物伤人。

4)疾病　疾病常可导致情绪变化,肝脏受损,如甲亢引起代谢紊乱,经期综合征孕激素下降诱发情绪变化,糖尿病有可能增加对人的攻击性,抑郁症情绪低落、焦虑、急躁,可能增加发无名火的机会。

13.2　少发无名火,活到九十九

我的一个同事和我共事多年,他有一句座右铭并常对我讲"让一分海阔天空,退一步风平浪静",这对我待人处世有深刻影响。我性格急躁,事业上还能隐忍,生活上不太重视细节,常常一言不合,火冒三丈,脸红脖子粗,让对方难堪不已。年龄大了,火气降下来了,常想到"退一步海阔天空"的良言,每当自己声调变高时,就压低在喉咙口,不发出来;火气升上来时,忍住,无名火就压下来了。修炼内心,注意涵养,不但是自己待人处事的应有正确态度,也

是维护自己健康的一种重要手段。年轻时血气方刚,易发无名火;年老了,更要注重修养。对待生气之人,不妨付之一笑;对待难容之事,尝试让它三分。希望进一步努力让自己做到:开口便笑,笑古笑今,凡事付诸一笑;大肚能容,容人容事,世间无所不容。达到这种境界,不仅是个人修养的一个崭新高度,也是杜绝发怒的良好手段,更是延年益寿的有效方法。

在容易发怒的场合,控制情绪,压抑怒火,还可以采取深呼吸,管住自己的舌头,尽力抑制自己的亢奋情绪,离开发怒的现场,使自己冷静下来,认真思考应对之策。也可以试着从对方的角度思考问题,也许就释然了。

情绪对老年健康至关重要,年老了,火气小了,发怒的机会也可能减小,是好事。但是老年人孤独、焦虑、紧张、失望、无用等负面情绪有可能增加。和社会生活联系少了,孤独情绪容易产生;健康状况下降了,焦虑情绪又容易产生。要努力让老年生活中充满正面情绪,使负面情绪降至最低。

14 老年人应对健康和疾病的心态

我已年届耄耋,距高寿还差几年,心向往之。长寿要合天时、地利、人和。天时是命运,地利是环境和条件,主要是指社会和自然环境。天时和地利对长寿的影响各占20%左右的作用,人和要承担长寿60%的作用。人和主要是指人们的心理状态和选择的生活方式。因此,长寿是人们可以努力争取的。

现代名言,人到60岁还是小弟弟,80岁多来兮,90岁不稀奇,100岁成大器。老年生活可以粗分为3个年龄阶段,退休后能坚持正常生活的健康期、疾病多发期和晚年的高危期。3个阶段都有不同的健康挑战和相应的心态变化历程。我自己经历的前两个阶段的活动过程和心态变化简介如下。

14.1 追求长寿是老年人的普遍愿望

上海60岁以上老年人占人口的1/3,平均期望寿命为83.6岁,早已进入老龄化社会。老年人普遍期望生活质量好一点,活得久一点。一般来说拥有"五好""七老""十特征"者长寿。五好是指喝好、吃好、睡好、动好及心态好。七老是指老伴、老本、老窝、老友、老健、老来乐和老来俏。十特征是指顺其自然者长寿、自然入睡者长寿、浪漫乐观者长寿、少思孤欲者长寿、老来微瘦者长寿、胸怀宽阔者长寿、腹中食少者长寿、糊里糊涂者长寿、心中事少者长寿、知足常乐者长寿。在10个长寿特征中7个与好心态有关,可见好心态是长寿的最重要原因之一。

14.2 老年健康阶段的心态

我 68 岁退休,退休后前 4 年退与不退一样,继续参加教学、研究和研究生培养,还能在国内外到处奔波。72～80 岁时还是退而不休,因为身体健康尚可,除继续参加一些学会和学术的顾问咨询工作外,主要活动是旅游,先后到过中国台湾地区、俄罗斯、瑞典、日本、韩国等地领略异国异地风情,还游历了宁夏沙坡头、四川九寨沟、南岳衡山、东岳泰山和河南少林寺等地,欣赏祖国大好河山的美丽风光。80 岁时一场心脏手术极大地损伤了身体,随着术后身体慢慢康复,近 7 年内还能去长三角一些城市一游,逗留 2～3 天是没有问题的。近年来,只能出去散散心,参加上海郊区一日游活动。看来下一步只能是散散步,在家里自由活动了。

之所以喋喋不休讲自己不同时期的旅游经历,是想说旅游是手段,健康才是目的。①健康条件允许时,旅游要尽力而为,尽量参加各种旅游活动,避免陷入过早衰老的怪圈。②生命在于运动,旅游是在健康允许的条件下,参加力所能及的活动,千万不要超越自己身体条件,参加力不能及的旅游计划,这是利少弊多的。③要顺势而为,势就是自己身体的健康状况,为就是要选择适合自己的活动。旅游走不动了,在家也要自由活动。久坐伤身,久躺送命。坐久了起来走走,弯弯腰,伸伸腿;看久了,闭眼休息一回；用脑久了，歇一会儿。活就是动，动才能活。长寿五好，动好就是其中重要的一环。体育导师马约翰说："活动是健康的源泉，也是长寿的秘诀"。

世界是你们的，也是我们的，但最终是属于那些身体好的、健康的、活得久的。人生苦短，人们都会排着队走向衰老，到达终点。医师的作用是帮助你从队伍里往后移一点，年轻时重视体育锻炼，中年后注意养生，不沾染不良生活方式又有好心态者，是自觉站到了队伍的后面一点了。没有人因为养生而破产，却因失去健康而人财两空。人生一世，功名利禄都是过眼烟云，失去健康就失去一切。人老了，才懂得健康的珍贵，身体值得倍加爱护珍惜。

网上有14项老年人健康自评内容，主要是关于心态的，有一定参考价值，具体内容如下。

1）饮食并非越清淡越好，过于清淡则营养不足；过量摄入动物蛋白则导致代谢障碍，是疾病和衰老的重要原因之一。

2）每天外出走动至少1次，能外出走走，说明身体基本功能还是可以的。

3）多数人认为外出聚餐不利于健康，但偶尔与亲朋好友聚聚，交流情感，也是一种积极的生活体验。

4）爱美之心，人皆有之。老要时髦少要俏，老来俏是外在美，心态好是内在美。爱美不但是外在，更在于内在的精神美和心态美。

5）老人要懂得释怀,不能逞性、逞强,凡事不纠结,该释怀放下的就坚决放下。

6）旧的生活规范能改变,新鲜事物能接受,新的生活方式能适应,能够与时俱进探索新世界。

7）性格乐观、积极,做个乐天派。研究证明,乐观者比悲观者更长寿。

8）喜欢交朋友,人老了还能有 5 个以上朋友的,常通通电话,聚聚会,要比孤独在家较少接触朋友者健康。

9）爱清洁,喜欢整理东西,舍得丢掉身边过时不用的物品。能保持身边周围环境整洁的,要比身边环境混乱的人更健康。

10）少年夫妻老来伴,有老伴在身边,生活更加快乐、温暖,不会孤单无助。

11）有真心欢喜的朋友。良好的朋友是好的减压剂,愉快和你分享,痛苦帮你分担,帮助你身心维持稳定。

12）保持童心,童心未泯。老年人喜欢和小孩一起玩,说明他们的心态还没有完全老化。

13）身体微胖者脂肪密度较高,有一定的抵抗力,对环境的适应力较好。

14）多数场合愿意走路。调查 2 600 多人,发现坚持步行 30 分钟以上的人,比步行少的人更健康长寿。

以上 14 条,你有 1～6 条确定,说明你要调整你的心态,改变你的生活习惯。有 7～13 条确定,说明你比同龄人更年轻,具有长寿的潜质。14 条全部确定,说明你的心态比一般人年轻,长寿的概率很大。

14.3　待人处世的心态

我性格比较急躁直率,好逞强,对自己要求严,不一定能宽以待人,年轻气盛时,容易得罪人。年老后常反思:假如我有机会,一定对学生更好一些,对同事和朋友更和谐友好一些。但是历史不会重来,让我转变态度的是 6 年前的一次心脏手术,前后有 26 份血液和血浆输入自己的身体,我全身血液的总量已经更换一遍,是陌生人的血救了我的生命。从此我转变了人生哲学,要善待接触到的每一个人,马路上的陌生人也许是我的救命恩人,我要以礼相待,送货小哥上门,可能就是我生命的奉献者,我得感恩。活着真好,周围的一切很美好。

人老了,常有几个老友相聚是一乐。我们班级从毕业 30 周年起每 10 年都有一次聚会,2017 年我们毕业 60 年,学校 90 周年校庆,我们又聚会。我在会上提出:"到我们毕业 70 年,学校 100 周年校庆的日子,我们再相会。"有同学笑着说:"10 年后我们不知道到哪里去了。"于是我们改为一年聚一次,今年已是毕业 64 年了,聚会坚持办着,大家重视友谊,有的同学拄着拐杖来参加,很是感动。

我们班毕业时 60 人,现在能联络到的有 23～24 人(另有 4～5 人失联)。我自愿当联络人,组织校友聚会。每年年底给国内外同学们发一信,问个好,通报老同学的健康情况。我们班级还有微信群,经常交流情况,互通信息,其乐融融。

对待子女的心态:我们年轻时忙于工作,很少花时间照顾孩子。我们老了,子女们也不必花很多时间照顾我们。我们常对女儿说,我们现在生活能自理,不用增加你们的负担,也是对你们的支持,你们可以把更多的精力花在工作、学习上。我们的父母都已离开我们 30 多年了,没有留给我们什么遗产,但他们善良、勤俭、爱护子女的良好品格,是一份宝贵的财富,用之不竭。我们这一代人也不能给下一代留下什么财富,希望我们严以待己,宽以待人,善良对待人和事的认真态度,能流淌在他们的血液里,落实在行动中,精神财富远比物质财富更可贵、更有力量。

人际关系最密切的莫过于老伴,一天 24 小时朝夕相处,知冷知热,互相关心,我们很珍惜。在相处的 67 年中,我们没有红过脸、吵过架。我脾气暴躁,遇见不平事就脸红脖子粗,声量提高几分贝,但是老伴总是和颜悦色,冷静以对,我的语气自然缓和下来了。

我归纳我俩 67 年间的相处之道,有"八相"。即开始认识时的相遇有缘,相交有谊,相知有意,相恋有爱;结婚后的相处有道,相同有乐,相扶有福,相持有寿。晚年更觉得老伴是世界上最值得珍惜爱护的人。让真情永相随,还应增加一个晚年的相濡以沫,变相处之道的"八相"为"九相"。

14.4 应对疾病的心态

人老了,病多是常态,病少是幸运,无病是奇迹,罹患不致命的疾病是每一个人的幸运。常见有些人出现一些症状,有了一些异常,就寝食不安,忧心忡忡,担忧不已,以为天要坍下来,甚至惊慌失措,心理影响生理,小病转成大病,这类例子屡见不鲜。

应对疾病,我与大家分享以下 3 个心态。

最近我住院体检,做了比较详细的检查,全身除脑子外,差不多查了个遍,共有 15 个组织、器官发现有异常或疾病,包括组织增生、结石、囊肿、积水、炎症和斑块等。血液检查有血脂、肌酐、尿酸、血糖等 5～6 个指标增高,正是应了网上的一段传闻,人生上半场拼学历、职称、职位、薪金,我经历过;人生下半场拼血压、血糖、血脂、尿酸,我经历着。前几年我发现肾脏有囊肿,肌酐和尿酸增高,想把它降下来。肾脏科医师告诉我,你这个年龄要将指标降为正常是不大可能的,能维持这个水平已经不错了。于是我打消了降尿酸和肌酐的愿望,采取既来之、则安之的态度。幸运的是囊肿没发展成肿瘤,一字之差,结局千差万别,这是我对待异常指标的第一个心态。

第二个心态是对异常情况不能熟视无睹,要警惕、要动态观察。我已坚持每年体检几十年,发现有些指标十多年就稳定在一个略微增高的水平,没有急剧的变化。这次体检发现胆石症和胆囊腺肌症,引起轻微腹痛,外科医师询问我是否要手术,我说我胆囊结石已有十几年,一直和我和平相处,等我胆绞痛发作时一定找外科医师。有医师告诉我,有的患者能治疗时保守,发展到不能治疗时后悔当初做出保守治疗的决定。选择治疗方法的决策两难,需要依靠自身条件和智慧去判断,也靠天意。

第三个心态是选择治疗方案要趋利避害。6 年前我患心脏主动脉瓣膜二叶式先天性狭窄,心内科医师告诉我他们已经不能解决我的问题了,只能去找心脏外科医师。心外科医师见我的第一句话就是:选择心外科手术利大于弊。我分不清利弊,知道这是性命攸关的大事,要了解清楚就得查文献,知道我的病若不手术,3 年内死亡率为 50%,手术台上的死亡率为 $3\% \sim 5\%$。决策分析认为手术死亡率 $<5\%$ 的为小概率事件,也许不一定降临在我的身上,决定手术一搏,结果成功了。

14.5　优雅地离开人世

WHO 提出优雅的死亡是健康的标准之一。死亡象征痛苦和悲伤,如何优雅?我想只要符合以下 3 个条件就称得上优雅。一是享尽天年,高寿;二是在睡梦中微笑着离开世界,无痛苦;三是身前已经安排好身后事,无后顾之忧。优雅死亡一靠天意,二靠个人的努力和造化。人世间只有少数人能享受到这种优雅。我辈生没有夏花般的璀璨,希望死有秋叶般的静美,静美就是优雅。坚持履行长寿"五好",保持好心态,坦然面对死亡,就能享受到优雅的权利。

人这一辈子就三晃,一晃大了,二晃老了,三晃没了。人生就 3 天,昨天、今天和明天。回顾昨天、珍惜今天和展望明天。社会医学常用回顾和前瞻的方法研究人群健康状况,也适用于思考个人的昨天和明天。我常说两句话:第一句是开开心心过好每一天,过一天,多一天;第二句是活着好一点,走得快一点。活着好一点就是老年生活能自理,生活有一定质量。走得快和慢由不得自己安排,老年人在思想上要做好今天晚上躺下,脱了鞋入睡,明天太阳照样升起,人却不醒了的准备,有思想准备总比没有思想准备好。看到老年病房里躺着 4～5 年的脑梗死和阿尔茨海默病的人们身不由己,生不如死,人生选择两难,死亡又何尝不是如此!

14.6 "永生工程"可能吗?

中国正处于两个 100 年的关键时期,第一个 100 年已经全面实现了小康社会的目标,第二个 100 年要建成繁荣、昌盛、富强的社会主义强国,还有 30 年奋斗时间。当前正处在世界百年未遇的大变革时期,30 年内生命科学将会发生何种剧变,人们关心着。

有个叫柯兹维尔的预言家,他是谷歌公司的首席工程师。在 1990 年他预言 10 年后互联网将得到普及,10 年后他的预言实现了。2000 年他预言今后 10 年计算机技术发展将代替语言识别功能,世界语言的翻译功能将由计算机代替完成,10 年后他的预言又实现了。2020 年他又预言今后 10 年人类将成功进行永生工程的试验,并获得成功的先例。30 年后即 2050 年,永生工程能普遍应用。秦始皇长生不老的愿望,有可能 10 年后见到曙光,30 年后得以实现。

他预言的依据是纳米技术大发展,用非生物技术的成果取代人体的生理功能,纠正异常的生理指标,维持人体正常的生理功能。发展纳米机器人技术在人体内可能发生以下 4 个奇迹。

1）植入纳米机器人可能修改遗传密码,将异常基因修正为正常基因,控制肿瘤的发生。

2）纳米机器人在人体血管内监测血液成分的动态变化并及时纠正,预防心血管疾病。

3）在大脑内植入纳米机器人有可能留存人的记忆密码,帮助失忆患者留存记忆,控制阿尔茨海默病的发生。

4）在消化系统留置纳米机器人，可以检测营养物质摄取的正常程度，反馈给人体的信息后，合理调整营养摄入计划。

科学幻想使人们在 10 年后可能看到"永生工程"的曙光，30 年后可能看到"永生工程"的普及推广，这将是人类开天辟地的一件大事。人们将拭目以待。

十三届全国人大四次会议闭幕，"十四五"规划和 2035 年远景目标纲要表决通过。实现"两个 100 年"奋斗目标，还有 30 年的时间。柯兹维尔预言永生工程也不过 30 年时间。今后 30 年国家会发生何种巨大变化，真难以想象。衷心希望人们能活得久一点，多看看国家日新月异的变化。

"夕阳无限好，只是近黄昏。"老年人能遇上政策开放的大好年代，真是幸运。

15 不良生活方式与寿命

对健康的影响而言,生活方式可以分为利于健康的良好生活方式和有害健康的不良生活方式。不良生活方式的定义是:生活方式对健康有明显或潜在损害,而且这种损害是由人们自主选择的。WHO 认为:人的健康与寿命60%取决于人们自身的生活方式;同时还提出了 18 种不良的生活方式,即:①吸烟;②不良的饮食习惯;③过量饮酒;④缺乏运动;⑤超负荷运转引起压力增加;⑥焦虑、紧张、抑郁和人际关系不佳;⑦饮用水不清洁卫生;⑧药物依赖;⑨有毒、有害物质不处理;⑩失眠;⑪遵医行为不良和服药中断;⑫过量盐摄入;⑬家庭纠纷和婚姻矛盾;⑭纵欲;⑮迷信和赌博;⑯毒品滥用;⑰容易冲动、暴躁和发怒;⑱酒后驾驶。

为了突出重点,WHO 还提出了健康四大基石的概念,即:合理饮食、戒烟限酒、适当运动及心理平衡。美国内科医学档案权威报道指出：70%～80%的慢性病与这 4 个因素密切相关，并预测控制这 4 个因素后心脑血管疾病和肿瘤能够大幅度下降，人类寿命可以延长 12 岁。

针对老年人的特点和达到健康长寿的目标需要，在前几章已经对合理饮食、适当运动和心理健康 3 个问题进行专题论述。本文继续对吸烟、酗酒、不良心理因素、久坐少动和睡眠这 5 个问题做进一步的阐述。

15.1 吸烟

已知烟雾中含有 5 000 多种化学成分，包括 69 种促癌物质和辅助致癌物。吸烟致癌是一个漫长的过程，需要 20 年左右才能完成致癌过程，这也是迷惑人们的原因之一。尼古丁有成瘾作用，所以它能吸引一部分人陶醉于烟雾缭绕之中，享受吞云吐雾的乐处。

吸烟致癌是公认的。烟草中的尼古丁是一种生物碱，实验证明它能诱发基因突变，$p53$ 基因是人类肿瘤细胞中最为常见的一种基因证据。正常人群中 $p53$ 基因突变的发生率不超过 10%，但是在吸烟人群中它的突变率甚至可以高达 80%。研究还证明 $p53$ 基因突变率与吸烟量和吸烟时间呈正相关；吸烟可引起 $p53$ 基因突变和肺泡小血管痉挛，引发口腔、鼻咽、喉、气管和肺癌，还能增加慢性支气管炎和肺炎的发生率。

尼古丁作用于血管内皮细胞的平滑肌和小血管，使之痉挛、收缩,导致血管损伤,从而引起高血压、冠心病、脑卒中(中风)的发生率增加。

吸烟能使胃酸分泌量增加 90%,抑制胰腺分泌碳酸氢钠,导致胃和十二指肠胃酸量增加,诱发一系列消化系统功能障碍,特别是胃和十二指肠溃疡;吸烟还能引起女性生殖系统功能紊乱和男性生殖系统疾病。

烟雾燃烧时 50% 的烟雾散发在空气中,25% 的烟雾在燃烧时破坏,5% 的烟雾留在烟蒂,还有 20% 的烟雾被吸入自己口中、留在体内。因此,吸烟不仅损害自己的健康,同时还污染周围环境,尤其是在密闭环境中危害家人和同事,二手烟产生的危害不能忽视。

15.2 酗酒

酒的主要成分是乙醇,乙醇进入体内 70% 在肝脏先分解为有毒性的乙醛,进一步分解为无毒的乙酸、二氧化碳和水。大量饮酒导致肝脏分解乙醇的能力下降,产生的乙醛能干扰脂肪和蛋白质的代谢过程,引起肝细胞对脂肪酸分解能力的障碍。代谢物质在肝脏集积,从脂肪肝、肝纤维化演变成肝硬化,诱发高血压、动脉粥样硬化、脑卒中和骨质疏松症等疾病。中国医学科学研究院、北京大学和英国牛津大学联合研究发现,通过问卷调查收集 50 万人的饮酒习惯,随访 10 年后得出的结论是:与不饮酒者相比,每天饮酒 1~2 杯者脑卒中风险增加 10%~15%,每天饮酒 4 杯者脑卒中风险增加 35%。这项大规模、长时间的跟踪研究结论有力地论证了饮酒与脑卒中有关。

15.3 不良心理状态

在健康四大基石中,心理平衡是最重要的一个基石。长寿影响因素中,有 50%归于心理因素。心身疾病,如肿瘤、动脉粥样硬化、高血压、冠心病和溃疡病等,95%都与心理因素有关。良好心理因素,如心地善良、乐观、生活有目标、心胸开广、乐于助人及建立良好人际关系等有助于健康长寿。不良心理状态,如长期处于压力环境下,急躁、焦虑、怨恨、傲慢、孤僻、狭隘自私、损人不利己甚至产生敌对情绪等,不利于健康长寿。哈佛医学院对 268 名研究对象进行长达 40 年的跟踪观察研究,发现人生中成功和健康最重要的因素是建立良好的人际关系,缺乏人际关系的支持可能对健康产生危害,与吸烟、不运动产生的危害同样严重。

美国有两个心理学家同时指出,影响寿命因素中的第一位是良好人际关系,它可能比水果、蔬菜、经常锻炼和体格检查更加重要。有一个心理学家在《人格和心态的关系》一书中总结他的长期研究发现,心胸狭窄、名利心重,具有敌对情绪者经过 25 年跟踪观察死亡率为 14%,而心胸开阔、助人为乐、性格随和者死亡率为 2.5%。心脏病的病死率前一组是后一组的 5 倍。

心理变化能够从生理变化中寻找依据。人长期处于紧张、焦虑、愤怒、贪婪的情况下,下丘脑-垂体-肾上腺轴建立的人体应急反应中心发生作用,分泌的肾上腺素和去甲肾上腺素等统称为压力激素,能重新调配全身的资源和能量,抑制免疫系统功能,刺激血管系统功能,因过劳而弱化上述系统的功能时,将重心转移到心血管系统、消化系统和肌肉骨骼系统以应对发生的危机。相反,当人们心情快乐时,大脑能分泌一种多巴胺类的物质(称为益性因子),能平衡协调身体的功能,有利于健康长寿。

15.4　久坐少动

久坐少动或称静坐作业。当前老年人在电视机前久坐,白领整天坐在办公室电脑前,一整天的活动量不到 1 小时。《自然》杂志报道,今天个人的生活状况,决定 20 年后人类的健康和寿命趋势,预计今后会有 200 万人的死亡与静坐作业有关。城市成年人群中有 60%～85% 存在久坐少动的现象,这种现象随时代发展还有进一步加剧的趋势。久坐少动时,人体负责燃烧的脂肪酶停止分泌,失去了控制体重的机制;心肌收缩能力减弱,易患动脉粥样硬化症。久坐少动后,胃肠蠕动节律减缓、胃肠的负荷增加,还能引起体重超标和肥胖。WHO 估计,今后 20 年内 70% 的疾病与静坐少动有关。

15.5 睡眠

长寿老人有 3 个共同特征：心态平和、饮食有节和起居有时。前两个特征前文已经阐述,起居有时的关键是要有良好的睡眠,人的一生有 1/3 在睡眠过程中。有研究表明,睡眠时间与死亡率之间存在有趣的现象,平均睡眠时间少于 4.5 小时和平均睡眠时间超过 9.5 小时的死亡率要比平均睡眠时间在 6.5～7.5 小时的高 1 倍。睡眠是解除疲劳的途径、抵御疾病的防线,也是延年益寿的灵丹。俗话说:"吃人参不如睡五更。"人参不一定人人都能吃到,而保证睡眠是每一个人都应该满足的生理需要。睡眠是人们应对自然规律的一种适应,睡眠时人体的基础代谢降低,能有效恢复体力,提高人体的免疫功能。睡眠不足,大脑得不到充分的休息,记忆力因此下降。睡眠最佳时间一般为晚上 10 时左右入睡,早上 6 时起床,中午午睡半个小时。

仰卧、俯卧都不是推荐的睡姿,左侧卧易于压迫心脏,影响血液循环,而右侧卧则是一种推荐的睡姿。良好睡姿是右侧卧,右腿伸直,左腿弯曲,右手拥耳,这种睡姿有利于护肾固精、心神交融,应该提倡。

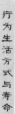

从生理角度来说,人的基础代谢从 25 岁开始缓慢下降,皮肤在 30 岁以前就有老化表现。骨密度在 30～35 岁开始缓慢降低,若能坚持经常运动和注意日常保养,骨密度的下降速度也会减慢。对于女性来说,40 岁开始就要重视抗衰老,身体各器官功能和身体体质有明显下降,还面临绝经问题。另一个明显特征,某些代谢问题,如血清胆固醇增高了,它除了威胁心脏功能外,还影响骨密度,易于发生骨质疏松。在这一阶段极易形成急躁情绪,最佳调节方式是保持良好的心态和情绪。通过健身锻炼,改善身心疲惫,改善情绪,保持平和心态,以有效预防或延迟卵巢功能衰退,平安迈过妇女更年期门槛。

16.1 营养是生命的源泉

营养是生命的源泉,人类经过千亿万年的进化,繁衍至今,全依赖于空气、水和食物。也就是说空气、水和食物中的营养物质赋予了人类的生命和健康。人体皮肤 70%以上由胶原蛋白组成,胶原蛋白具有"支架"或"弹簧"一样的作用,支撑着整个表皮组织。胶原蛋白在 18 岁时含量最多,随着年龄增长慢慢流失,到 40 岁时,皮肤中胶原蛋白不到 18 岁时的一半。皮肤中胶原蛋白的流失,使皮肤失去弹性，皮肤变薄、老化，出现色斑、皱纹、毛孔粗大，皱纹由局部的、细小的，逐渐变粗、变深。

人类易患一系列疾病，如心脑血管疾病，常见的有高血压、心脏病、糖尿病，还有脂肪肝、痛风、关节炎、胃炎和癌症等。要真正能使自己康复，绝不仅靠药物，而是依赖于一日三餐所提供的营养物质，包含人体必需的蛋白质、脂肪、糖类、维生素、矿物质和水等，以维护人体所需的热量和营养物质，启动自我修复功能。

现代科学认为衰老并非不可战胜，衰老是可以预防和治疗的。很多著名科学家都认为衰老本身并不是时间流逝的结果，而是一种疾病，一种由环境因素损害细胞，最终导致机体功能衰退的疾病——慢性病。对于衰老，已有大量证据表明，在任何年龄均可干预衰老的过程。衰老是由于遗传物质DNA的损伤引起的。

1993年9月，《美国科学院学报》上有一篇《氧化物、抗氧化物与衰老性退行性疾病》的文章指出，衰老的发生是由于细胞内的遗传物质DNA受到氧化性损伤。遭受损伤越多，易于发生衰老及退行性疾病，而食物中的抗氧化物质可以阻止其突变。食物中存在天然的抗氧化物质，如蔬菜和水果中均含有最佳的天然植物抗氧化物（如大蒜中的蒜素），具有降低低密度脂蛋白胆固醇（LDL）的功能，也能清除自由基。维生素E和维生素C两者被誉为抗氧化常青树,每天各一粒,青春健康又防老。类胡萝卜素群,如 β-胡萝卜素、西红柿中的番茄红素(lycopene)及蓝莓、黑莓中的叶黄素(lutein)或玉米黄质素(zeaxanthin)等抗氧化物对视力特别有益处。黄酮类(包括异黄酮)最常见于含多酚类的绿茶、咖啡、葡萄籽中,豆浆、豆腐、巧克力、红酒,以及葡萄、西红柿、花椰菜等食物中均含有异黄酮,这些均为天然抗氧化食物。西瓜籽也是维生素 E 和微量元素锌、硒等抗氧化营养素的食物来源。β-胡萝卜素不仅存在于红色、橙色和黄色的蔬菜和水果中,菠菜中也含有 β-胡萝卜素和微量元素铁,还含有抗氧化物,可激活大脑活动。维生素 C 大量存在于新鲜的蔬菜和水果中,如西瓜的果肉中含量也较高。维生素 C 一经加热则将遭到破坏而失去作用。维生素 E 存在于种子类食物中,如坚果、黄豆、花生、玉米,以及粗谷类等植物中。

　　黄酮类物质、维生素 C 和胡萝卜素能阻断及减少自由基的合成,增强免疫力,具有抗衰老和抗癌的作用。

　　综上所述,抗衰老,第一要有一个好心态,会休息,避免长期熬夜,避免焦虑等;第二要注意面部防晒;第三要经常进行体育锻炼,有助于改善皮肤血液循环,刺激皮下胶原蛋白的新生;第四要食用抗衰老的食品或使用护肤品。黑色食物大多含有花青素,有抗衰老和排除自由基的能力。当体内花青素含量高时,有利于体内抗氧化的能力。

黑紫色食物有桑葚,黑色食物有黑大豆、黑芝麻、黑大米等,其中黑大豆还含有优质蛋白质、无机盐和不饱和脂肪酸。抗衰老的有效方法如下:①保持良好心态,心理上要放松,劳逸结合,多到室外活动,接近大自然,避免长期熬夜。②控制饮食,每餐八分饱。俗话说:"八分饱、肠胃好。"多食用绿色、红色和橙色的蔬菜和水果。③餐次根据年龄可以每天3~4次。④身体要多动,以活动筋骨,参与适合自己的运动(如慢跑、快走或散步和室外活动等)。⑤控制体重,有人群健康调查和研究发现标准体重以上的人群,寿命随着体重增加而缩短,体重过重或肥胖者,易于发生高血压、心脏病、糖尿病、胆道疾病以及癌症等。

16.2　增强免疫力的饮食要点

提高免疫力,强身又健体,饮食上每天要保证摄取食物 12 种,每周 25 种(表 16-1)。

表 16-1　食物每天、每周摄取量

食材	数量	每日推荐摄入量
谷薯类、杂豆类	每天 3 种,每周 5 种	250~400 克
蔬菜、菌菇类、水果	每天 4 种,每周 10 种	200~500 克
鱼、蛋、禽、畜	每天 3 种,每周 5 种	禽畜类 40~75 克,鱼类 75 克,蛋 40~50 克
奶类、大豆、坚果	每天 2 种,每周 5 种	大豆或坚果 25 克,奶类 300 克

注:烹调每日用油 25~30 克,盐 6 克。

要维持免疫力稳定在一个适当程度,免疫力不是越高越好,过高对健康也不利。

以下介绍 13 种抗氧化的食物。

1）蜜枣 含抗氧化成分 50%,为蔬菜和水果之冠。含抗氧化营养素:酚类可预防心血管疾病、风湿性关节炎;钾离子可预防高血压;纤维素可降低胆固醇;铁可补血。

2）葡萄干 含抗氧化成分 24%。含抗氧化营养素:植物化合物硼,能使骨骼更健康,预防骨质疏松,减少牙周病的发生率。

3）蓝莓 含抗氧化成分 20%。含抗氧化营养素:前花青素能预防白内障、青光眼;维生素 C 能维护视神经,预防阿尔茨海默症及脑卒中等疾病。

4）芥蓝 含抗氧化成分 15%。含抗氧化营养素:维生素 A 能防肺癌;维生素 C 能增强抵抗力;维生素 B_2、维生素 B_6 能预防心血管疾病。

5）草莓 含抗氧化成分 14%。含抗氧化营养素:酚类、前花青素均有抗癌和健脑作用;维生素 C、维生素 K 和微量元素锰(Mn)具有防黄斑病和抗感染的作用。

6）覆盆子 别名很多,有树莓、野莓等。果实为聚合果,有红色、金色和黑色。其在国际市场上被誉为黄金水果。在中国有大量分布,但少为人知,仅在东北地区有少量栽培,市场上少见。果实柔嫩多汁、色泽宜人、营养丰富,为风靡世界的第三代水果。该植物可入药,有多种药物作用。一般人群均可食用，可做汤、粥。对于肝、肾亏损、精血不足者可久服。怀孕初期妇女及虚火旺盛者禁忌食用。

7）菠菜　含抗氧化成分10%。含抗氧化营养素：黄酮类、维生素K、维生素C、维生素A，以及铁和纤维素。

8）李子　含抗氧化成分8%。含抗氧化营养素：酚类、铁和维生素C。

9）孢子甘蓝　含抗氧化成分8%，具有抗癌作用。

10）苹果　含抗氧化成分2%。若带果皮一起吃，则抗氧化物质含量更多。

11）榴梿　具有活血散寒作用，可改善血液循环。

12）梨　被称为"百果之宗"，具有排毒、净化血液，以及促进血液循环的作用。

13）柑橘　是橘、柑、橙、柚、金柑、枳等的总称。含抗氧化营养素：类黄酮、单帖、香豆素、类胡萝卜素、甘油糖脂质等，还含有抗癌物质。

17　营养与衰老

关于衰老的机制有多种说法，目前尚无定论，而以自由基学说较被人们重视。营养与人体的生长、发育息息相关，能维持每天的日常生活和各种劳动需要，维护健康的体魄。衰老的进程也与营养息息相关。人体随着年龄的增长和老去,营养在其中起着重要的作用。

营养不仅是维持人们的生命活动和生活、生产劳动所必需的物质,与人的衰老也有着十分密切的关系。人人都会衰老,随着年龄的增长而逐渐老去,人体的物质代谢也逐渐减慢,甚至发生质的变化。如合成代谢降低,分解代谢增高,合成代谢和分解代谢失去平衡,会引起细胞功能减退,从而导致各脏器的功能衰退。

17.1 营养与衰老的关系

营养不仅是维持人们生命活动和生产、生活活动的必需物质,而且与人的衰老也有着十分密切的关系。

（1）能量的摄入量与衰老

很早就有人提出限制能量摄入可延缓衰老的发生。动物实验研究发现,在满足各种营养素基本需要量的前提下,适当限制能量的摄入,能明显延缓衰老的速度,延长实验动物的寿命。当人们从壮年进入老年后,基础代谢也降低了,人们的活动量或工作量也减少了,代谢强度也下降了,每天消耗的能量也相应减少了,食物的摄入量也应当有所减少。若此时食物摄入量仍没有减少,则很容易将摄入过多的食物转化为脂肪在体内储存,使身体"发福"。肥胖后易于诱发多种疾病,如高血压、高脂血症、冠心病、糖尿病等老年性疾病,从而损害人体健康,加速衰老进程。

（2）糖类与衰老

糖类又称碳水化合物，是大脑等神经系统的主要能量来源。当血液中糖类过多时就会继续代谢成糖原，并运行到肝脏储存。当膳食中糖类过多时肝脏可利用糖类合成脂肪，造成肥胖和血脂升高，形成高血压、糖尿病，甚至使脂肪在肝脏堆积而形成脂肪肝。

（3）脂类与衰老

脂类主要分为三酰甘油（甘油三酯）、磷脂和胆固醇。三酰甘油主要分布在皮下组织、腹腔和肌肉纤维间。磷脂中最重要的是卵磷脂，它不仅能供给热量，更重要的还是细胞膜的组成成分。胆固醇是细胞膜的重要成分，是体内许多重要活性物质的合成材料，人体自身可利用内源性胆固醇，一般不存在胆固醇缺乏。若经常从膳食中摄入过多油脂类食物可导致肥胖、心血管疾病、高血压和某些癌症发病率的升高。另有研究表明，为了预防某些疾病和延缓衰老还需补充一定量的脂类食物。因此，摄入一定量的优质脂肪不仅不会加速衰老，还可延缓衰老。若长期进食高胆固醇膳食者，血液中的胆固醇含量增高，易造成血液循环恶化，动脉管壁粥样硬化，以及发生心脏病、脑卒中和外周血管阻塞等，出现衰老现象。

（4）蛋白质　蛋白质摄入量及其食物来源与衰老有

一定的关联。老年人的代谢特点是分解代谢大于合成代谢,蛋白质的合成能力较差,对摄入的蛋白质合成和利用率亦低。若长期的膳食习惯是高蛋白质的,而且其食物来源以动物性食物为主,当动物性食物中畜肉类多于水产品时,则对衰老的影响很大。膳食中的蛋白质来源具有多样性,有动物蛋白,如禽蛋、奶类、水产品和禽、畜肉类;有植物蛋白,主要来自主食、大豆及其制品,而根茎类和叶菜含量很少。

（5）无机盐　无机盐是构成骨骼、牙齿等的重要成分,也是调节体内酸碱平衡,维持组织细胞渗透性和神经肌肉兴奋性,以及构成体内一些重要生理活动的活性物质。无机盐由于在体内含量不同而分为宏量元素及微量元素。宏量元素有钙、磷、铁;微量元素有锌、铜、铬等。

（6）维生素　维生素是维持身体健康、促进生长发育和调节生理功能所必需的一类营养素。

人们对维生素的生理需要量很少,但大多数维生素不能在体内合成或不能在体内储存,因此,必须由食物提供。老年人由于代谢和免疫功能降低,维生素供给必须充足,以增强代谢功能和抗病能力。维生素根据其溶解特性不同分为脂溶性和水溶性两大类。脂溶性维生素有维生素A、维生素 D、维生素 E、维生素 K,水溶性维生素有 B 族维生素(维生素 B_1、维生素 B_2、维生素 B_6、维生素 B_{12})和维生素 C,还有叶酸、生物素、泛酸、烟酸、胆碱。脂溶性维生素主要储存在肝脏,如摄入过多可发生中毒;水溶性维生素及其代谢产物易于从尿液中排出,体内没有储存。

衰老的发生主要是由于年老体衰所致。随着年龄的增长疾病也多了,许多疾病与工作和不良生活习惯有一定关联。最常见的为营养过剩或营养素摄入不平衡,主要由于膳食中动物性食物较多,动物性油脂来源增多了,因此饱和脂肪酸的摄入量增加了,促使血液中脂肪含量升高,诱发高脂血症、动脉粥样硬化、高血压甚至脂肪肝。动物性食物中的水产品则有别于其他动物性食物,如鱼油中含有 2 种多不饱和脂肪酸:EPA(二十碳五烯酸,20C:5)和DHA(二十二碳六烯酸,22C:6)。我们在生活中经常使用的植物油(如豆油、花生油和菜籽油等)含多不饱和脂肪酸[如 α-亚麻酸(C18:3)],它也可在人体内转化为 EPA和 DHA。

研究发现,EPA 和 DHA 能明显降低三酰甘油水平,还能降低血液中总胆固醇的含量和增加高密度脂蛋白的含量。

综上所述,动脉粥样硬化和膳食营养关系密切,如高脂血症患者、长期食用高脂肪类膳食或甜品者,经常总能量摄入过高和维生素缺乏者,膳食纤维摄入量过低者,有饮食过咸、饮酒过度等不健康的饮食行为者等,均易患动脉粥样硬化,危害健康。

17.2　健康合理的营养与膳食原则

1）食物多样化,主食以谷类为主。

2）吃动平衡,保持健康体重。

3）多吃蔬果类、奶类和豆类。

4）适量摄入鱼、禽、蛋和瘦肉。

5）控盐、控油、控糖和限酒。

6）科学食谱,避免浪费。

18　老年人的营养需要与膳食特点

　　老年人是指 60 岁或 65 岁以上人群,可以将老年人分成低龄老人(60～69 岁)、中龄老人(70～79 岁)和高龄老人(80 岁及以上)3 个年龄段。老年人中女性多于男性。2018 年 8 月公布的多个数据显示,我国老龄化程度不断攀升,在 5 年间 60 岁及以上老年人数激增近 25%。我国人口老龄化日益严重,截至目前,我国 60 岁以上老年人超过 2.3 亿,是世界上唯一一个老年人口超过 2 亿的国家。据有关部门估计,到 2035 年老年人口将达到 4 亿,失能、半失能的老人数量会进一步增加。膳食营养是保证老年人健康的基石之一,其与老年人的生活质量、家庭、社会经济、医疗负担都有密切的关系。

18.1　老年人的生理代谢特点

随着年龄的增加,人体各种生理、生化功能逐渐完善和成熟,但随着年龄增加各种生理、生化功能趋向老化,不像青年和壮年时那么活跃,身体各项功能逐渐出现衰退和老化。如咀嚼、吞咽和肠胃消化能力下降,酶和激素水平异常,心、脑、肺、肾功能衰退,味觉、嗅觉、视力等器官反应迟钝,肌肉萎缩,韧带、关节活动受阻,这一系列变化随着年龄增长而逐渐加重并衰退,明显影响老年人的食欲、消化功能,甚至思维和活动能力。

加强老年保健,延缓衰老的过程,最大可能地延长生命的长度,延展心智的广度,是目前医学卫生界正需研究的课题。让我们自信满满地应对挑战,防治各种老年疾病,达到健康长寿和提高生命质量的目的。其中,研究适合老年人群的合理营养和膳食成分是延缓衰老,改善和提高老年人体质和抗病能力的基础。

（1）代谢功能降低

老年人基础代谢率下降,与中年人相比下降 15%～20%。老年人合成代谢降低,分解代谢增高,合成代谢和分解代谢失去平衡。

（2）身体成分改变

脂肪组织随着年龄增加而增加,而脂肪外组织(如肌肉组织)萎缩,随着年龄增加而逐渐减少。表现在 3 个方面,即细胞数减少、身体水分减少和骨骼中矿物质含量减少。女性骨密度下降较男性明显,女性在更年期后雌激素分泌量逐渐下降,骨组织中矿物质量明显减少,10 年内骨密度可减少 10%～15%。因此,老年人容易发生不同程度的骨质疏松及骨折。

（3）器官功能改变

1）消化功能减退:老年人消化酶及胃酸分泌量明显减少,影响对食物的摄取、消化、吸收的能力。牙齿的咀嚼能力降低,牙齿脱落影响食物的消化。而且,消化器官分泌消化酶的活性降低,消化液减少,胃肠蠕动减弱,排空速度减慢,造成食欲减退,易于发生便秘。

2）心脏功能减退:心率减慢,心脏血液排出量减少。外周血管弹性降低,逐渐出现血管硬化。

3）脑、肝脏、肾脏,各脏器功能随年龄增加而逐渐减退。脑细胞和肾脏细胞数量随年龄增加也不断减少。

4）肾单位再生能力下降,肾小球滤过率降低,糖耐量下降。

5）肌肉萎缩、肌肉组织量减少,各感觉器官反应迟钝等。

18.2　老年人的营养需要

人体需要的营养素共有 40 余种,我们将它们分为七大类。

（1）糖类

糖类，又称碳水化合物。主要功能为储存和提供能量，以糖原的形式储存于肌肉和肝脏中，是机体的组成成分，有节约蛋白质的作用，还具有抗生酮的作用。它是主要的供能营养素，是膳食中来源最广、食用量最多、价格最便宜的供热营养素[每克糖类在体内可产生16.7千焦（4千卡）的热量]。它能提供膳食纤维，可促进肠道吸收水分和肠道蠕动，有利于废弃物的排泄，还具有预防结肠癌的作用。主要食物来源为谷类，其次为根茎类植物。

（2）脂类

脂类主要包括三酰甘油、磷脂和固醇类，食物中脂类95％为三酰甘油。主要功能为储藏能量[每克脂肪在体内可产生37.6千焦（9千卡）的热量]，维持正常体温，对内脏器官有支撑和衬垫作用，促进糖类的能量代谢，节约蛋白质。主要食物来源为烹调用油、动物性食品中的脂肪、植物性食品中的脂类物质和坚果类。

（3）蛋白质

蛋白质是人体组织的构成成分，也是构成体内重要物质的原料，如含蛋白质的酶、激素、抗体、细胞膜等多种生命物质。其功能是维持身体细胞的活动，是生命的物质基础。当机体需要时可以被代谢释放热量[1克蛋白质在体内可产生16.7千焦（4.0千卡）的热量]。主要食物来源有鱼类、畜肉类、禽肉类、禽蛋类和大豆及其制品,以及奶类及其制品。

（4）维生素

维生素是维持人体生命活动和调节生理功能所必需的一类微量的低分子有机物。它们种类很多,化学结构不同,生理功能各异,必须由食物经常提供。主要食物来源为蔬菜、水果及动物内脏等。

（5）矿物质

人体组织中几乎含有自然界存在的各种元素,而且与地球表层元素组成基本一致,但这些元素在体内的分布是不均匀的。凡体内含量大于体重 0.01% 的矿物质为常量或宏量元素,如钙、镁等;体内含量小于体重 0.01% 的矿物质为微量元素,如铁、碘等。矿物质主要生理功能是构建和修复组织及调节生理功能。主要食物来源有蔬菜、水果和动物性食物等。

（6）水

水是人体必需的,主要调节生理功能。水的主要来源有纯水、茶水、饮料、水果和各种食物等。

（7）膳食纤维

膳食纤维主要来源于各种植物性食物及部分动物性食物。膳食纤维能预防人体肠胃道疾病和维护胃肠道健康。

18.3　老年人的合理营养

生命必须通过饮食来维持,人的生活质量、心理活动、精神状况与饮食营养有密切联系,人的学习能力、工作能力、运动能力、康复能力、生殖能力、寿命、体重、身高等与饮食也有密切的联系。当营养素摄入不平衡,过多、不足时可引起很多疾病。所以,合理营养和平衡膳食是获得健康及预防疾病的重要保证。

根据老年人的性别、年龄、生理条件和健康状况等因素,需提供的各类营养素数量要充足,质量要保证。合理配比的食谱(每餐),可以满足人体的正常生理需要和各种活动所需,促进身体健康,并增强抵抗力和免疫力。

目前,老年人中营养不良比例成倍增长,贫血率高达30%,还受到慢性病的困扰。我们要在老年人中提倡合理营养,大力宣传膳食指南。老年人的饮食既要清淡,又要可口,趁热食用,细嚼慢咽。对老年人的膳食制作需细化,食物要切得小、切得碎或延长烹饪时间。肉类食物可切成丝或片后烹饪,也可以剁成肉糜,制成肉丸,或肉糜和鸡蛋拌匀蒸煮后食用。鱼虾类可做成鱼片、鱼丸、鱼羹和炒虾仁等。坚果、杂粮等坚硬食物(如核桃、芝麻等坚果类)可碾成细小颗粒或粉末食用,杂粮可煮粥。果蔬类和菌菇类可生食,也可以切成小块榨汁食用(失去咀嚼能力者),或切成小块加上色拉酱拌匀后食用;蔬菜有叶菜类、根茎类,是每天每餐不可缺的菜肴,烹饪方法可以多样化,如炒、拌、煮都可以。老年人要掌握营养知识,加强自身营养保健,提高生活质量,实现健康老龄化。

老年人营养素摄入要求如下。

1）三大营养素应适宜　　每天膳食组成中,三大营养素的适宜分配非常重要。蛋白质应占总膳食能量的12%～14%,脂肪占总膳食能量的20%,其余能量由糖类（碳水化合物）供给。

2）蛋白质的摄入要以优质蛋白质（来自动物性食品和大豆制品）为主　　每天摄入的优质蛋白质应占蛋白质总量的 1/3 以上。

3）微量营养素应充足　　微量营养素主要指微量元素和维生素,尤其是微量元素锌（Zn）、硒（Se）、铜（Cu）、锰（Mn）和维生素 A、维生素 E、维生素 C 和 B 族维生素等,包括宏量元素钙（Ca）。

4）保证饮水量　　老年人对缺水的耐受性差,饮水不足可对老年人的健康造成明显影响,所以饮水要足够。每天的饮水量需 1 500～1 700 ml,应少量多次、主动饮用,首选温热的白开水。

5）其他注意事项　　①粗细粮搭配；②蔬菜类充足,水果适量；③水产品、畜、禽类和蛋类轮流搭配；④适量运动,维持标准体重。

18.4 老年人中常见的营养问题和对策

老年人中营养不良和体重超重比例高于全国成年人的平均值。主要是膳食结构不合理,热量摄入不平衡造成的。有人喜好高脂肪食物,有人乐于清淡少油食物,以素食或糖类食物为主,这两种极端的膳食模式,长此以往对身体健康不利。良好的饮食习惯是健康的重要保证,每人每天摄入食物要杂,品种要多,以增进食欲,保证进食量,吃好三餐。早餐要选择一种以上的主食,以及一只鸡蛋、一杯牛奶,另外配有蔬菜或水果。中餐和晚餐选择两种以上主食,配有 1~2 种荤菜、1~2 种蔬菜和豆制品。对高龄和身体虚弱的老人,正餐摄入量有限,需特别注意加餐,并保证一天中的食物摄入量。睡前一小时不建议用餐、喝水,以免影响睡眠。居住环境、生活环境等对人体健康也有重要影响。研究证明,坚持运动能长寿,经常运动者心肺功能较强,发生心血管疾病和肥胖的概率较低。经常运动能增强心肺功能,有助于降低血清胆固醇、三酰甘油和低密度脂蛋白,并使高密度脂蛋白增高,所以坚持运动非常重要。从人群调查中发现营养因素与疾病关系密切,主要表现在以下 4 个方面。

(1)膳食结构与冠心病

膳食结构不合理,如动物脂肪摄入过多,尤其是饱和脂肪、胆固醇摄入过量,易导致血脂升高,体重指数增加,患心血管疾病的风险增加。

（2）膳食因素与 2 型糖尿病（非胰岛素依赖型糖尿病）

2 型糖尿病在肥胖人群中多发，与膳食因素存在明显关系。

（3）膳食因素与高血压

在影响高血压发生的许多因素中，膳食因素是主要因素之一。膳食组成不合理，会形成高血压，长期摄入高能量、高脂肪、高盐的膳食，或体重超重和肥胖均为高血压的风险因素。

（4）膳食中抗氧化营养素含量过低或缺失

抗氧化营养素包括维生素 B_2、维生素 C、维生素 E、维生素 A 和微量元素硒、锌。当膳食中抗氧化营养素长期缺乏或含量过低，则人体抗氧化能力降低，易发生贫血、过早衰老、白内障、冠心病等。

老年人的代谢功能较弱，易受营养缺乏、营养过剩和营养不平衡所干扰。生活在贫困地区老人，营养缺乏症状较常见；生活在大城市的老人，往往膳食结构不合理而导致营养不平衡，承受着慢性退行性疾病的威胁。人生的最高目标是让自身的认知能力得到充分的发展，尽可能地延长生命的长度，延展心智的广度，拥有健全的大脑，自信满满地规划未来，过上幸福充实的老年生活。近年来的研究数据显示，人类寿命仍有提高趋势，2000—2010 年百岁以上老人人数大幅上升。研究发现,人体存在"长寿基因",它能修复人体细胞、延缓衰老。这是指一种特殊的、可以促使人类寿命延长的变异基因,世界上拥有该基因的民族往往长寿,该基因只在空腹时才工作。有报道自带长寿基因的食物有 10 种。它们是:①苹果(每天 1 个);②鱼(每周 3 顿或每天 30 克);③草莓;④大豆;⑤辣椒;⑥牛奶;⑦胡萝卜;⑧绿茶(每天必须喝四大杯绿茶水);⑨香蕉(每天 1 根);⑩大蒜。这些带有长寿基因的食品,在抗氧化系统和脂肪代谢系统中发挥作用。据研究,基因对人类寿命的影响在 40 岁前只有 15% ～ 25%,日常生活习惯对寿命影响较大,在 40 岁以后基因的作用则越来越明显。日本人的生理寿命和心智寿命居世界首位,合理饮食是主要原因(表 18 - 1、18 - 2)。随着人们养生意识的增强,基因的作用将越来越明显。

饮食及饮食习惯是影响身心健康的首要因素,环境、生活习惯等也对人体健康产生很大影响。研究证明,坚持运动或能长寿,经常运动者其心肺功能较强,发生心血管疾病和肥胖的概率也较低。经常运动能增强心肺功能,还能降低血清胆固醇、三酰甘油及低密度脂蛋白,并使高密度脂蛋白增高,所以坚持运动非常重要(表 18 - 3)。

表 18-1　中国居民膳食营养素摄入量（50岁以上）

年龄（岁）	能量需要（千卡）		碳水化合物（%）	添加糖（%）	脂肪总量（%）	蛋白质（克）	
	男	女				男	女
50～64	2 100	1 750	50～65	＜10	20～30	65	55
65～79	2 050	1 700			20～30		
≥80	1 900	1 500			20～30		

注：1千卡＝4.18千焦。

表 18-2　老年人（60岁以上）不同能量摄入水平下的平衡膳食模式

热量（千卡）	600	1 800	2 000	2 200
谷类（克）	200	225	250	275
全谷类及杂豆（克）		适量		50～150
薯类（克）		适量		50～100
蔬菜（克）	300	400	450	450
水果（克）	200	200	300	300
畜禽肉（克）	40	40	50	75
蛋类（克）	40	40	50	50
水产品（克）	40	50	50	75
乳制品（克）	300	300	300	300
大豆（克）	15	15	15	25
坚果（克）	10	10	10	10
烹调用油（克）	20～25	25	25	25
食盐（克）	＜6	＜6	＜6	＜6

表 18-3　家务活动能量消耗

活动项目	能量消耗（千卡/10分钟）		活动项目	能量消耗（千卡/10分钟）	
	男	女		男	女
整理床	22.0	18.7	慢速步行	27.5	23.3
洗碗	25.3	21.5	中速步行	38.5	32.7
收拾餐桌、做饭或准备食物	27.5	23.3	上楼	88.8	74.7
			下楼	33.0	28.0
			上下楼	49.5	42.0
手洗衣服	36.3	30.8	扫地、吸尘	38.5	32.7

19 饮水与健康长寿

在构建长寿"四梁八柱"的框架时,一直在思考还有什么重要的因素影响健康长寿。思考再三发现,饮水是一个重要不可被忽略的因素,值得一议。空气、水和食物是维持生命的三大要素,水是仅次于空气且是生命须臾不可缺少的东西。水是八大营养素中的第一要素。维持生命,水比食物更重要,民以食为天,食以水为先,一个人绝食1~2周,饮水尚存,还可以维持基本的生命活动。但只要2~3天缺水,生命活动就无法继续。400多年前名医李时珍已经观察到水的重要性,提出"药补不如食补,食补不如水补",还发现了地处磁力场的水有去疮瘘、长肌肤的功效。他在名著《本草纲目》中,开宗明义的第一章就是水,可见他对水的重视程度。长寿诗人陆游在与一个老僧交流经验时提到自己的养生之道"金丹九转太多事,服水自可追飞仙",已经觉察到水在延长寿命中的重要作用。两位都是400多年前的名人,他们已经发现水与长寿的重要联系。本文简要介绍水的生理作用、健康功能,以及如何饮水延年益寿、规范饮水。

19.1 水的生理作用

水是生命之源,是人类赖以生存的最重要元素之一,身体内各种组织成分中含量最大的元素是水。人年龄越小,水的含量越多,胎儿含水量为 98%,婴儿含水量为 75%,成年人含水量为 70%,老年人体内含水量为 60% 或更少。老年人体内缺少水分,外表表现为皮肤干燥,皱纹增加,呈现老态龙钟的衰老相。人体内在衰老与体内水分逐渐下降关系密切,因此老年人需要及时补充水分,这是常识。人体内的其他营养物质还有一定的储备,缺乏时可以应急动用,唯独水没有任何储备,必须及时补充。

人体水分来源有 3 个:①摄入的食物含有水分(包括固体食物、蔬菜、水果、汤水和饮料等),一个成年人每天摄入食物的含水量在 700～1 000 ml 之间;②体内新陈代谢产生水,一人一天在 200～300 ml;③通过喝水补充水分,一天需饮水 500～1 500 ml。三者相加成年人一天水分的来源有 1 450～2 800 ml。平常状态时一人一天消耗的水分为 1 450～2 800 ml,尿液排出的水分为 500～1 400 ml,粪便排出的水分约为 150 ml,皮肤挥发的水分为 450～900 ml,通过呼吸途径散发的水分约为 350 ml。水排出体外大致比例:尿液占 60%、皮肤蒸发占 20%,呼吸道排出占 14%,粪便占 6%。

1) 水是人体细胞的基本组成成分,也是身体的重要组成。血液中水占 85% 左右,脑、肌肉、肝、肾组织中水占 70%～80%,皮肤中水占 60%～70%,骨骼中水占 12%～

15%。水是人体不可或缺的重要组成部分。

2）水的溶解性强，人体摄入的营养物质蛋白质、脂肪、糖类、纤维素和矿物质（包括微量元素）等都呈胶体状态，要通过水的输送，由血液带到全身每一个器官、组织，将营养成分输入每一个细胞，代谢产物又通过水的输送由细胞带入血液，通过尿液和粪便排出体外。水既能川流不息地将氧气和营养物质带进细胞，又能将细胞代谢产生的废物昼夜不停地排出体外，是双重搬运工。水的生理功能无可代替，居功至伟。

3）水的比热高，热容量大，能维持体温的稳定。天气热，身体内产生热量多，通过汗液蒸发排出热量，以维持体温稳定。天气冷，血管收缩，通过调节血液微循环系统，减少水分蒸发。无论外界气温如何变化，依靠身体内水的调节作用，能使体温维持恒定。

4）水（如矿泉水、蒸馏水、磁化水、小分子团水等）既能补充体内必需的微量元素和益性因子，又能排出体内的有毒、有害物质。发热时多喝水有助于发汗散热，感染时多喝水有助于排出微生物、病原体，腹泻时多喝水能帮助补充损失的水分，便秘时多喝水可以稀释粪便，这些都是人们熟知的常识。

5）水有滑润作用，具有帮助肌肉收缩、关节活动和骨骼运动的作用。

19.2 水的健康功能

地球上 70% 是水，身体内 70% 也是水，这种重合说明水是生命的源泉，水对健康的功能主要表现如下。

1) 喝水能维持心血管系统的正常功能。心肌梗死和脑血栓 60% 发生在半夜和早上 9 点之间。因为这时血液浓缩，血黏度升高，易于发生心肌梗死、脑血栓和脑出血等疾病。睡前喝两口水和早晨起床后喝一杯温水应该成为老年人的常规动作，可以预防这些疾病。以前我坚持数年早晨喝一杯水，晚上睡觉前不喝水，怕起夜。现在觉得睡前喝一二口，维持好下半夜血浓度的重要性超过起夜的不便，权衡再三，利大于弊，睡前喝一二口水的习惯也就坚持下来了，如能晚间起夜后再喝一二口水，则更是利大于弊。

2) 喝水能帮助消化食物。饭前、饭后半小时喝点水，水从口腔进入身体，21 分钟后即开始进入消化道分泌胃液，准备消化食物。饭前喝水还能增加饱腹感，减少食物的摄入量。所谓饭前喝汤，苗条健康；饭后喝汤，越喝越胖是有一定道理的。饭后半小时是分泌胃液、肠液、胃肠蠕动帮助消化食物的时间。饭后立刻喝水会冲淡胃液，过半小时后喝水可稀释食物，分泌消化液，帮助消化吸收。老年人因为身体内缺少水分，导致胃肠蠕动下降和消化液分泌量减少，也是胃口下降的主要原因，适量补充水分是保持良好胃口的一种方法。

3）喝水能降低肾脏疾病发生的风险。正常情况下人体每 2～3 小时排尿一次,喝水后大约 40 分钟开始变成尿液流入膀胱。每 2～3 小时喝水一次是必要的,不要等到口渴再喝水。身体内水分损失 1% 时体内已经在发生异常变化,只是自己没有感觉而已。身体流失 2% 的水分时才有口渴的感觉,所以口不渴也要定时喝水,这是正道。饮水减少,尿液浓缩,排尿量减少。当肾脏经常需要排出浓缩的尿液时,会增加肾脏的负担,肾脏疾病发生的风险也会增加。

4）人处在烦躁和痛苦状态时,肾上腺素分泌增加,喝水一方面可以使自己冷静,另一方面可以增加尿量,并将多余的肾上腺素一起排出体外,具有减少痛苦和烦躁的作用。人在压力状态下要保持头脑清晰时,要喝水。需要开动脑筋、做出重要决策时,也要喝水,以提高自己的思考、认知和决策能力。英国东伦敦大学的研究报道发现,学生在考试前喝水,有助于开动脑子,提高自己的学习成绩。

5）运动后要喝水。老年人不宜剧烈运动,也不大会损失大量水分。即使轻微运动后也要补充水分,小口喝温水,或间隙补充水分,使心血管系统平稳地转入正常的运行状态。大量饮水,人体胃肠道积储过多水分,会影响消化能力。

6）洗澡后血管扩张,血流加速,应适当补充水分使循环系统恢复正常的运行状态。

7）老年人的津液减少,宿便积储在肠内,便秘增加。大口喝水能直接达到肠道,水分既能刺激肠道蠕动,又能直接补充津液,分泌消化液,稀释宿便,改善便秘。

8）呕吐、腹泻时体内丧失大量水分,电解质失衡,需要及时补充水分以恢复水、电解质的平衡。

9）医师常叮嘱感冒、发热患者多喝水、多休息。喝水能润滑呼吸道黏膜,使呼吸道通畅,排出体内毒素和代谢产物,还能维持体温稳定,降低过高的体温。所以说水是最廉价、有效的良药。

水是不可缺少的,也不是喝水越多越好。心血管系统疾病、糖尿病和水肿患者要适当控制水的摄入,以免加剧相关症状。

19.3 饮水延年益寿

喝好水不一定使人延年益寿,但是长寿者一定要重视喝好水。建筑长寿这个高楼大厦得有无数根支柱支撑,喝好水是其中最重要的一根支柱。WHO认为人体的健康与寿命80%与水有关,30%的疾病与水直接相关。中国台湾地区有一个学者说过:"小生命(细胞)管住大生命。"人体有6亿亿个细胞,每个细胞需要的养分都是通过水的传输作用经血液循环滋养每个细胞的,细胞代谢废物又是依靠水这个搬运工进入血液而排出体外。这种运输作用昼夜不息地在人体内进行,维持每个细胞的健康。人们常说疾病有千万种,归根结底是一种,是细胞病了。照顾好每一个细胞的健康,疾病就没了。水就是照顾好每个细胞的健康卫士。

水能载舟亦能覆舟是一个普遍的自然规律,也适用于生命规律。劣质水覆舟主要包括生物因素和化学元素两大类:生物因素,如痢疾、伤寒、霍乱、肝炎病毒等病原微生物污染水源;化学元素污染水源的例子也可能发生,如铅、苯、汞、镉污染水源发生的各种急性和慢性疾病。至于好水的标准众说纷纭,莫衷一是,很难用几句话概括,比较一致的看法是好水包括小分子团水、弱碱性水、磁化水、矿泉水等,天然水中富含人体必需的、而食物中又比较缺乏的微量元素镁、硅、钒、锶、锂、锰和钴等。

营养学家李复兴在长寿地区广西巴马村对长寿老人调查时发现,当地长寿老人的营养摄入并不是很完善,蛋白质摄入不一定很充分,氨基酸也不一定平衡,但是他们能活过 100 岁以上,是什么原因? 他的团队研究发现,多个长寿地区的水质可能与长寿有关。在这些地区地下有较强的磁场,水通常以大分子团的形式存在,在磁力线的作用下,大分子团水能够分解为小分子团水。通常水分子团在 $13 \sim 30\, nm$ 之间,磁力线能将水分解成 $5\, nm$ 以下的小分子团水。2000年,美国科学家彼得·阿格雷拍摄到细胞膜分子通道的照片,发现细胞膜能够允许2 nm以下的小分子团水携带溶解的营养物质和氧气顺利通过细胞膜,2 nm以上的分子团水则不能通过细胞膜,这一发现获得了当年诺贝尔生理学或医学奖。自然界绝大多数天然水是大分子团水,太阳光含有80%的远红外线,照射皮肤后,能将人体内的大分团水转化为小分子团水(参见东华大学出版社出版的《走进长寿村》)。

巴马村的水呈弱碱性,无毒无味,软硬度适中,富含人体必需的微量元素,是适合人体需要的"活水"。弱碱性水支持肠道内益性菌、双歧杆菌的生长,又能抑制产气荚膜杆菌的滋长,后一类细菌在生长过程中能产生硫化氢、吲哚、亚硝基氨等恶臭味。长寿村老人的粪便稀薄,呈鹅黄色,近似吃奶婴儿排出的粪便,臭味淡。我自己也有类似的经历,近来因腹痛,医师处方双歧杆菌三联活菌胶囊(商品名培菲康),2天后,大便变稀,呈黄色,臭味减少,是双歧杆菌发挥的药理学作用。

日本学者林秀光提出二重脏器学说,认为人体肠道内微生物有100种,数量有100兆之多,维持肠道微生物菌群平衡,是生命活动不可缺少的一部分。体内微生物是寄居在体内的生物群,小分子水、弱碱性水可以滋长双歧杆菌和抑制产气荚膜杆菌。正常肠道内有类似产生胰岛素功能的微生物,这类菌群弱化就可能增加糖尿病发生的风险。肠内也有类似保护肾脏功能的菌群,这类菌群弱化了,又会增加肾脏病发生的风险。饮水对人体肠道微生物有多重作用,二重脏器学说对饮水有助益生菌、抑止有害菌群生长提出了一个新的研究方向,值得进一步探索。

19.4 规范饮水

饮水事关生命延续的大事,重要性不言而喻。人可以一天无食,但不可以一天无水。饮食饮在先,食在后,饮水的重要性人人明白,又习以为常。人们往往忽略科学饮水、规范饮水的重要性。饮水有什么规范? 有什么常见误区? 饮水量多少合适? 什么时间饮水合适? 饮什么样的水比较好? 这些问题值得进一步探讨。

(1)健康水的主要标准

健康水的 5 个主要标准:①不含有害病原微生物和有毒、有害化学物质;②酸碱度(pH 值)在 7～7.5 之间,呈弱碱性,酸性水有害健康;③富含适合人体需要的微量元素;④水的硬度适当;⑤水中溶解氧含量适当。

(2)常见的饮水误区

主要的饮水误区:①天天关心食物,较少关心饮水,认为只要喝足不渴就可以。②不渴不喝,有些人觉得渴了才喝水,其实当人们感到口渴时,身体内已经损失 2% 以上的水分,这时生理变化早已经发生了,只是人们感受不到细微的变化。因此要经常喝水,避免口渴现象发生。③人们认为没有病原微生物就是安全水就是好水,这是对水狭隘、片面的理解。水中有益健康的微量元素含量对人体的长期影响、持续作用更为重要,只不过人们在短期内不易觉察而已。④自来水不完全是安全好水,水消毒用余氯是一把双刃剑,残留的余氯会杀死水中的病原微生物,也能杀死肠道的部分益生菌(如双歧杆菌),滋长肠道内产气荚膜杆菌,出现肠道菌群新的不平衡。部分发达国家自来水消毒用臭氧,没有余氯的不良反应,但是成本高,推广受到限制。

（3）每天合适的饮水量

每天饮水量没有一个固定的数据,因人而异,与体重也有关。饮水原则是摄入量要超过排出量。每人每天饮水量的参考标准是 1 450～2 800 ml。高温、干燥、剧烈运动后,以及出汗增多的环境下,要多喝水。喝水要适量,不是越多越好,过量喝水也会产生不良反应。

（4）每天合适的饮水时间

1）早晨起来喝的第一杯水最重要,既能补充一夜失水,又能稀释血液浓度,防止血栓形成。

2）饭前半小时饮水能促进消化道分泌消化液,准备消化食物。

3）饭后半小时之内不宜饮水,过半小时后喝水有助于分泌消化液,也能促进胃肠蠕动,帮助消化食物。

4) 运动后一定要补充失去的水分。

5) 临睡前也要喝水以稀释血液浓度,防止心脑血管系统疾病发生的风险。

6) 工作时间上午 10 点和下午 4 点各补充一点水,正常情况下一天饮水 8～10 次是合理的。

(5) 饮水的注意事项

长寿的奥秘在于水,但是饮什么水好,一言难尽。

1) 经过处理的水要比没有处理的要好,但是要注意处理后的二次污染。

2) 生自来水少喝不喝,烧沸的自来水也有余氯残留。

3) 矿泉水经过加工,含有微量元素,是优质水。

4) 久煮水和隔夜水有氮化物和亚硝基氨留存,宜少喝。

5) 少喝饮料,多吃含水食物,如以水果、蔬菜等代替饮料。

6) 淡盐水适宜于大量出汗时补充水分,不适宜于心脏病和高血压病患者。

7) 小分子团水的优势是明显的,可是只存在于少数局限地区。磁化水是经加工过的小分子团水,但是否属实,不敢妄加评论。

8) 果汁、牛奶、咖啡等饮料可以代替饮水,但是不宜于替代早晨第一杯水。

9）大口畅饮不如细水长流，但在便秘时适合大口喝水。

10）纯净水、蒸馏水、离子水、渗透水等几乎除去大多数的矿物质和微量元素，WHO认为除去矿物质和微量元素的水存在长期的健康风险，只是短期内不易觉察而已。

喝水微妙，要谨慎选择！喝水重要，要持之以恒！

20 遗传因素与寿命

人的寿命在历史长河中经历着天翻地覆的变化。我国夏商时期的平均寿命只有 18 岁,秦代 20 岁,汉代 22 岁,唐朝 27 岁,宋朝 30 岁,清朝 33 岁,民国时期 37 岁。1957 年我国平均期望寿命达到 57 岁,1985 年为 69 岁,2017 年为 76.7 岁,上海市已达到 83.35 岁。国外情况大致也是如此。

寿命是遗传和环境综合作用的结果。二千多年的历史长河中寿命发生了巨大变化,究竟是环境、遗传两个因素共同作用,还是其中一个因素发挥了主导作用? 学者们普遍认为,几千年来遗传因素是相对稳定的,而环境发生了急剧变化,无论是社会环境还是自然环境都发生了巨大变化。众所周知,近百年来我国社会进步,科技发展,经济改善,医疗技术提高,都对延长寿命起了决定性作用。那么,遗传因素究竟对延长寿命起多大的作用? 自己是否拥有长寿基因？怎样认识遗传因素与延长寿命的关系？这是本文要探讨的问题。

20.1 遗传影响寿命

遗传在长寿中发挥了多少作用？许多学者从不同领域,采用不同方法进行了大量研究,试图回答这个人们普遍关心的问题。WHO 在分析健康的决定因素时认为,遗传占 15%,社会因素占 10%,医疗服务设施占 8%,自然环境占 7%,自身生活方式占 60%。注意这里指的是对健康的影响,不完全是指寿命,但又与寿命相关。哈佛大学的一项报告指出,对 4 500 万美国人进行长达 24 年的跟踪分析,发现在 560 种疾病中,40% 由遗传因素造成,至少 25% 由环境因素造成。注意这里指的是疾病,又不完全是指寿命。有学者认为,长寿因素中 50% 为遗传,25% 为饮食,还有 25% 为其他因素。美国谷歌公司投资 15 亿美元,对 4 亿人口的家谱和生命统计信息进行分析,得出的结论是:遗传对寿命的作用仅为 9%。2015 年发表在《科学》杂志的一篇研究报告指出,我国遗传影响寿命的比例大致为 16%,这一结论与哥伦比亚大学生物学家厄利希在《科学》杂志上发表论文的结论相似,它通过 1 300 万人的家谱分析得出遗传在长寿中的作用为 16%。复旦大学王笑峰教授报道,遗传对寿命的影响大致占 15%～25%。哈佛大学的一份研究报道指出,遗传的影响因素占 25%。美国学者克莱本·伊丽莎白认为,遗传在长寿中发挥了50%的作用。更为极端的结论是叶史瓦大学的研究报道,长寿中竟然有70%的因素与遗传有关。

人们普遍关心遗传对于寿命的影响程度,学者们为此进行了大量研究,得出了不同的结论。要解释这一结论的差异,说明以下几点是必要的:①遗传对寿命的作用在9%～70%,说明幅度太大,而波动范围在15%～30%是多数学者认可的。②疾病、健康、衰老、寿命是生命不同阶段面临的挑战。寿命是最终结果,寿命与前3个生命阶段的变化关系密切。疾病、健康、衰老与遗传因素相关,因而不能忽视生命前3个阶段中遗传因素的作用,但是我们也不能将这3个阶段的遗传因素完全归集为它的结果,即寿命之中。这就是遗传与寿命研究的复杂、困难之处,也是研究者得出不同结论的重要原因之一。③选择的研究方法不同得出的结论不同。遗传与寿命的关系基本上有宏观观察和微观分析研究,即人群调查和实验室分析两类。发现百岁老人,分析长寿史,再在实验室里寻找遗传基因的证据,这是从结果到原因的研究思路;而另一种从原因到结果的研究思路是,发现拥有长寿者的遗传基因后,跟踪观察这些对象的寿命演变进程。这两种研究思路无论是从果到因,或是从因到果,都是单因、单果的研究思路,很难控制其他混淆因素,有相当的局限性。对待寿命这个复杂的自然社会现象,采用简单的单因单果研究方法,所得出结论的差异是可以理解的。④选择研究对象的不同生命阶段,可以得出不同的结论。儿童青少年时期生命力旺盛,遗传因素不容易显现。有学者认为,40岁以前,遗传影响寿命的作用为15%～25%,随年龄增加,遗传因素的作用增加,在百岁老人中,遗传因素占70%。⑤遗传与寿命的关系是从总体上说明,人群大数据的研究能得出比较普遍认可的结论,不一定能反映某一个体的特殊现象,例如某个人患遗传性疾病死亡,百分之百是遗传因素的作用。

20.2　遗传的主要学说

第一次和第二次卫生革命都取得了显著成就,也留下一些未能解决的问题。传染病和慢性非传染病的发病率和死亡率都有明显下降,也都存在一些没有解决的问题和局限性。第三次卫生革命的目的是提高生活质量,促进全人类健康,延长寿命,开创人人享有卫生保健的时代。在研究方法上重点是要应用分子生物学的成果,以及基因学说的成就来回答和解决前二次卫生革命没有解决的问题。延长寿命要从基因层面思考和探讨以下几个问题。

（1）性染色体

人类体细胞中有46条染色体,它们两两结对,组成23对染色体。其中22对为常染色体,还有一对是性染色体,决定人性别的是性染色体。女性的一对性染色体是 XX，男性的一对染色体是 XY。X 染色体较大，Y 染色体较小。Y 染色体是决定睾丸发育的决定因子（TDF）。Y 染色体除了创造男性的阳刚之气外，几乎没有其他作用。X 染色体的生存能力强，一条 X 染色体受损，另一条 X 染色体具备较强的修复能力。而 Y 染色体不具备这种修复能力。当科学家改良雄鼠的基因 XY 成为雌性的 XX 染色体基因时，雄鼠的寿命可以延长。美国加州大学德娜·杜巴尔称，老鼠是否具有睾丸或者卵巢并不重要，关键是只要具有一对 XX 染色体，就能延缓衰老，延长寿命。还有一种理论认为，X 染色体与 Y 染色体相比较，前者更具有较强的修复能力，可以减少一些遗传性疾病的发生。在 200 多种遗传性疾病中，男性的易感性为 75%，女性的易感性只有 25%。遗传性疾病重男轻女的倾向，源于染色体结构上的区别。

（2）自由基细胞

正常代谢过程中产生的自由基可能对机体有害，积累下导致衰老。在生物体内发生的化学反应为生命活动提供能量，在化学反应过程出现的中间产物自由基，它能让细胞中多种物质发生氧化作用，损害生物膜。大量自由基产生会使体内酶的活性下降，细胞核分子中的共价键分裂。学者们通过试验发现，让自由基抑制剂在抗氧化剂作用下,可以延长细胞的寿命。人们也发现,人体内自由基的防御能力随年龄增加而能力减弱,说明自由基的存在和对寿命的影响,却未说明自由基氧化反应及其产物是怎样引发衰老的过程,也没有说明是什么原因导致自由基清除能力的下降。

虽然作用机制并不明朗,但是清除自由基的抗氧化理论被认为有益寿的作用,并在实践中得到重视和应用。常见的抗氧化剂有花青素、茶多酚、维生素 A 和维生素 C 等,在人体内是否具有清除自由基的作用及其作用机制还不是很明确。共同的观点是清除自由基是有利于延年益寿的。

还有一种实用的能量限制法正在倡导,在保证生物体内有足够能量、蛋白质和维生素等营养物质供应,不发生营养不良的前提条件下,限制每日摄取的总能量,有可能推迟老龄化的过程,降低一些心血管疾病和肿瘤的发病率。这与目前提倡的常吃七八分饱和总能量控制的理论是一致的。七八分饱易于掌握、操作,总能量控制是原则。但是,这一理论的作用机制及其抗氧化作用机制与清除自由基之间的关系,仍有待继续研究。

（3）端粒体和线粒体

随着分子生物学的发展,衰老学说开始从细胞、细胞器、染色体、基因分子层面不断深入。染色体层面的端粒体假设学说已成立,端粒体是分布于染色体末端的结构,细胞每分裂一次,端粒体都会缩短,当端粒体缩短至一个极限值,细胞趋向凋亡。有学者研究发现,端粒体的长度和细胞的寿命呈正比。而癌细胞中有端粒酶,它能保护癌细胞分裂后端粒体不受损失。因此,人们试图寻找能够激活端粒酶的活性因子,维持细胞活力。在细胞器层面,线粒体和溶酶体也会影响细胞的凋亡。例如,线粒体呈线状使细胞充满活力,呈粒状时细胞将趋向凋亡。

20.3 长寿基因

长寿可以有 3 个测量维度,一是生命的长度,称生理寿命;二是生命的质量,称健康寿命(healthy life),体能上还能从事正常的活动;三是认知能力达到良好水平的心智寿命(mind span)。目前,对长寿和基因的研究,已不再局限于经验和感悟,而是开启了大量科学研究和实验探索,初步发现 3 类寿命维度与基因有一定关系。所有这些成就,还不能最终解开如何使人类长寿的谜题,只是离长寿目标更走近了一步而已。具体研究成果如下。

1) 复旦大学生命科学研究院金力院士等在长寿之乡江苏如皋,对 95 岁以上 705 名老人(其中百岁老人 102 名)进行基因测试,并与 926 名 60～69 岁人群进行对照。结果发现,长寿组 21.7% 人群有线粒体 D4 单倍体,长寿人群组寿命越高,这一个单倍体比例也越高。他们的研究结论是线粒体是细胞能源的工厂,它不单是细胞产生热量的源泉,有可能揭示一些遗传性疾病的基因结构。

2) 北京大学分子医学研究所在《人类分子遗传学》杂志上发表论文提出,长寿人群存在 *FOX03X* 和 *FOX03A* 基因。在 85 岁以上女性中,70%～85%人群拥有上述两种基因,而男性同年龄人群中,只有 15%～30%拥有这两种基因。这两种基因属于胰岛素类生长因子,作用于细胞生长、凋亡及血管新生。两组基因还作用于肿瘤细胞自身免疫系统和缺血性心脏病。*FOX03A* 拥有胰岛素样的抗性外,还能作用于女性生殖系统。作者进一步研究发现,社会环境、行为生活方式能改变与这两种基因的相互关系,探索了分子遗传学的成就,以及延长人类寿命的基因证据。

3) 10 余年来中国科学院生物物理研究所、动物所和北京大学联合研究细胞衰老、癌症的基因改变,以及应用干细胞技术探索细胞增强策略,在再生医学领域进行有益尝试。研究方法是应用腺病毒载体 *HDAPV* 基因编辑技术,置换了人类胚胎干细胞中 *FOX03* 基因中 3 号外显因子的 2 个单核,实现了抑制细胞中 *FOX03* 基因的磷酸化和降解,促进 *FOX03* 细胞核内聚集,进而激活下游靶基因表达,改组了人类基因组的 2 个碱基,建立了同时能抗细胞衰老和癌变的优质人类血管细胞。这一新的血管细胞具有更强的自我更新、抗氧化损伤和延缓细胞衰老的能力,还可以促进受损部位血管再生,恢复缺血部位的血液供应。

4)美国桑福德大学基姆(Stuart Kim)在 800 名百岁老人和 5 400 名 95 岁以上老人中,找到 4 个与长寿相关的基因,它们是:①ABO 基因,是决定 O 型血型的基因,拥有 ABO 基因者,胆固醇代谢稳定,肿瘤和心血管疾病的发病率低。②$DDKN2$ 基因,具有细胞代谢的调控作用,减缓细胞分裂的速度。③$ApoE$ 基因,能增加阿尔茨海默病的发病率。④$DRD4$ 基因,参与神经元信号传递过程,抑制细胞变异,作用于多动症患者和药物滥用过程中的细胞代谢。

5)$ApoE$ 是被众多学者们认为与长寿密切相关的基因,参与胆固醇代谢过程中的运转和利用,$ApoE$ 基因变异会阻碍胆固醇的代谢作用,增加心血管疾病的风险。有些长寿家族具有优秀基因,APP、$ApoE$ 是影响心智和寿命的两个重要的长寿基因。它还可以细分为几个亚型:$ApoE\ 2$ 占比为 10%,属载脂蛋白酶类,参与胆固醇的正常代谢作用,具有这种基因者,很少发生心血管疾病。$ApoE3$ 占比为 75%,有发生高血压和高脂血症的倾向,发生高血压的概率,比一般人高 5 倍。$ApoE4$ 占比为 15%,有高胆固醇症风险,发生老年痴呆症的风险高于常人。

6) *FOXO3A* 也是一组重要的长寿基因。法国学者在 388 名百岁老人中检出 *FOXO3A* 基因，它能主控调节细胞抗氧化功能。*FOXO3A* 活性降低时，胰岛素代谢加强，血糖浓度增高。发现人体在运动后和不过饱食时，*FOXO3A* 的基因活性加强，有利于延长机体的寿命。

21 免疫力是生命力

免疫力是人体的抵抗力，人的生命力。人们看不见、摸不着自己的免疫力水平，但它却如影相随，医务人员能帮助你监测，它时时处处在左右着你的健康状况。在新冠肺炎流行的时候，人们接触了新冠病毒传染源，有的无感染，有的带病毒不出现症状，而成为"沉默的传播者"，有的既成传染源又感染疾病，发病的症状有轻症、重症、危重和死亡，为什么？普遍的解释是年龄和基础疾病为影响病程结局的两个原因，还有就是病毒具有狡猾性。在疫情流行时，只考虑基础疾病而不考虑宿主身体的健康状况，身体的抗病能力，即基础免疫力，是不全面的。感染病毒的患者，80%是轻症，18%～19%转成重症，1%不幸死亡。除了医疗条件和基础疾病这两个因素外，人体免疫力是不能不考虑的一个重要因素，甚至是感染与否和疾病转归的决定因素。

免疫力是指抵抗病原微生物入侵的防御能力，它像驻扎在体内的军队一样，承担着防御的职能，随时准备消除来犯的"敌人"——病原微生物，它是消灭病原微生物的"无冕之王"。免疫力还是身体抗病能力的重要标志，它具有识别抗原性物质和代谢废物，并将废物清除出体外的能力。大脑皮质控制下的脑垂体具有释放皮质醇、调节免疫系统的功能。免疫系统由 3 个部分组成：①免疫器官，如肾上腺、甲状腺、胸腺、肝脏、脾脏，淋巴系统和骨髓等；②血液系统的免疫细胞，如白细胞、中性粒细胞、淋巴细胞和它的亚群，包括 T 细胞、B 细胞、NK 细胞和巨噬细胞，CD 细胞是调控免疫细胞数量的指挥中心；③血液免疫系统中的抗体物质，如血清免疫球蛋白等是测量体液免疫水平的重要指标。以上 3 个免疫系统都接受大脑皮质和脑垂体的调控。

人体组成 4 道防线以阻挡病原微生物的入侵。第一道防线是皮肤，以及呼吸道和消化道的黏膜。黏膜的纤毛运动能阻挡病原微生物的入侵，黏膜分泌黏液细胞具有杀菌作用。第二道防线是血液中的白细胞、中性粒细胞和淋巴细胞等，有一定的杀菌功能。第三道防线是免疫器官受病原微生物的刺激，加速生成的 T 细胞、B 细胞和 NK 细胞，它们不仅具有清除病原微生物的作用，还具有清除体内代谢废物和衰老异常细胞的作用。第四道防线是免疫器官生成免疫球蛋白等物质，对抗入侵的病原微生物。

人在 30 岁左右免疫功能达到顶峰，随着年龄增长，免疫功能逐渐弱化，衰老不可避免。保持人体的免疫功能是预防疾病、延缓衰老、维护健康的大事。倡导"四养"，即人们熟悉的营养、保养、善养、修养，有助于提升免疫力。营养是指均衡膳食，有足够的蛋白质、维生素、微量元素摄入；保养是指经常活动，保持良好的生活习惯和足够睡眠；善养是指摒弃烟酒，拥有好的心态和乐观情绪；修养是指提高文化水平，了解提高免疫力对自己健康的重要性。"四养"是人们在日常生活中天天会遇到的细节问题，做好每一件小事，勿以善小而不为，勿以恶小而为之，积小善、弃小恶集成大善。"四养"关乎自己的免疫力水平，是和延缓衰老密切相关的大事。

免疫力分为固有免疫和获得免疫两类。固有免疫是指先天遗传的；后天获得的免疫分为基础免疫和特异免疫，如疫苗接种提高免疫力等，以及针对具体疾病诊断和治疗的特异免疫。下文讨论的内容仅限于基础免疫，不包括其他免疫内容。

21.1　营养与免疫

营养是维持人体免疫力的物质基础，营养状况对免疫功能有重要影响。营养不良会损害免疫功能，削弱机体的防御能力，增加患病的概率。营养、免疫与感染三者之间

生物因素与寿命篇

157

关系密切。人体三大营养素与免疫系统的关系如下。

（1）蛋白质与免疫

蛋白质摄入不足往往与能量、维生素、微量元素不足并存。蛋白质是支持人体生命活动必需的营养素，是组成人体所有脏器、肌肉、皮肤、黏膜和各种腺体、组织、血液、体液等原材料。它是人体生长发育的物质基础，也是机体防御能力的原动力。具有免疫能力的血液中的白细胞，血清中的抗体、补体，以及组织和器官（如皮肤、黏膜、胸腺、肝脏、脾脏和骨髓等），都以蛋白质为主要组成部分。当膳食中蛋白质供应不足时，免疫器官如胸腺萎缩，肝脾重量减轻或纤维化，骨髓细胞明显减少，影响淋巴器官的正常结构，集合淋巴结减少或消失，外周血液系统的淋巴细胞和巨核细胞内色素减少；当膳食中补充足量蛋白质后，这些被弱化的功能得以明显增强。

（2）维生素与免疫

与免疫关系密切的维生素有维生素 A、维生素 C、维生素 E 等。维生素类及其衍生物密切参与免疫代谢系统的活动。维生素 A 缺乏时皮肤、黏膜免疫力下降，易于诱发感染，淋巴器官萎缩，T 细胞、NK 细胞活性下降，细胞免疫的反应性明显降低，T 细胞、B 细胞及巨噬细胞在生物病原入侵时，可呈现联合调控作用。

维生素 A 降低时，外周血液中 3 类淋巴细胞的数量明显减少,调控能力减弱。维生素 A 还有增强 NK 细胞和巨噬细胞的自然杀伤能力,在防治肿瘤细胞的免疫监测中有一定作用。此外,维生素 A 在体液免疫中有一定的作用,维生素 A 缺乏可以影响 B 细胞系统功能,使分泌 IgA 量减少,T 辅助(Th)细胞活化途径受损。

维生素 C 是人体免疫系统中必需的维生素,它能提高巨噬细胞和中性粒细胞的活性,增加杀毒功能,还能参与免疫球蛋白的合成,促进淋巴细胞生长,能提高身体对抗细胞恶变的识别和吞噬能力。

维生素 E 是一种免疫调节剂,它能促进免疫器官发育和免疫细胞分化,具有提高细胞免疫和体液免疫的功能。补充略高于膳食供应标准维生素 E,可增加特异抗体应答。维生素 E 和硒并存有协同作用,可能是通过谷胱甘肽过氧化酶发挥联合作用。

(3) 微量元素与免疫

铁是人体必需的微量元素,又是比较容易缺乏的一种微量元素,尤其是儿童和育龄期妇女。缺乏铁元素损害人体免疫功能,降低抗感染能力。轻度缺铁损伤免疫细胞的功能,持续缺铁使肝脏内线粒体异常,免疫球蛋白合成受阻,体液免疫功能受损。

在免疫功能领域研究较多的是微量元素锌,锌缺乏时,免疫系统的影响十分显著和迅速。锌对免疫器官、细胞免疫、体液免疫和免疫网络都有关系。一般认为,锌是多种金属酶的关键成分,这些酶在核酸代谢和蛋白质合成方面发挥作用,在淋巴细胞增殖和核酸合成中也发挥不可缺少的作用。

21.2　运动与免疫

运动应该像吃饭一样成为每天不可缺少的一部分。坚持有规律的适量运动与维持人体免疫力有密切关系。过度剧烈运动降低免疫力甚至生病,如跑马拉松、百米冲刺和举重等。大强度运动 90 分钟后,6～9 小时内身体的免疫力急剧下降,病原微生物入侵概率增加,称为剧烈运动后的"开窗现象"。久坐不动也会降低人体免疫力,只有中等强度、适量运动会增加人体的免疫力,如步行、打太极、练瑜伽等;而剧烈运动效果则相反。如果以感冒感染风险为评价免疫力的客观指标,运动量与感冒感染风险呈"U"形曲线,左侧为久坐不动的感染风险;中间为适量运动降低的风险,处于低水平;右侧为剧烈运动的高感染风险。

美国国家科学院杰夫·伏士院士研究运动量和免疫的关系。他在动物实验中证实:每天 30 分钟轻度运动,小鼠对流感有保护作用,过度运动则效果相反。随后对一组老年人跟踪观察,经常参加中等强度运动的老年人,血液中皮质醇和肾上腺素分泌量适中;久坐不动的老年人血液中皮质醇和肾上腺素含量过低。血液中这两种元素与免疫系统功能关系密切。血液中适量的皮质醇和肾上腺素能调节免疫系统功能,增加免疫细胞的活力,提高人体抵抗病原微生物的能力。

21.3　睡眠与免疫

不是夸张,睡眠不足是百病之源,这一点并不是所有人都了解。长期睡眠不足,免疫功能下降,身体的抵抗力变得不堪一击。美国学者研究睡眠与免疫的关系,在 153 名年龄为 21～55 岁的志愿者中,鼻腔内滴入感冒病毒后,凡睡眠时间在 5 小时以下者,感冒风险比睡眠时间 6～8 小时者增高 3 倍。一碰枕头就能入睡者,与辗转反侧不能入睡者相比,后者患感冒的风险增加 5 倍。研究结论:睡眠时间与感冒风险密切相关,这是人体的免疫力发挥了作用,阻挡感冒病毒的入侵,间接说明睡眠有提高免疫力的作用。德国学者的研究得出相同的结论,观察过去 30 天内平均睡眠时间少于 5 小时以内一组人群,感染感冒的概率要比睡眠时间在 7～8 小时的人群高 82%;与睡眠时间在 6～7 小时的一组人群相比,感染感冒的概率没有明显变化。

中国睡眠指数报告指出:国人有 30% 的人睡眠时间不足 6 小时,80 后失眠,90 后睡得晚,00 后赖床,各有千秋。熬夜真的会变傻,这是波士顿学者研究报道的一项结论:

人体中每一个器官能清除自己的代谢废物,大脑是最活跃的器官,却不能直接清除自己的代谢废物,而是通过睡觉完成代谢废物的清除。大脑中的代谢废物在人体睡眠过程中,通过脑脊液的流动排入血液中,清除出体外。这些废物中有导致老年痴呆症的关键物质——β淀粉样蛋白。瑞典学者研究报道,即使一夜睡眠不好,大脑中也能检验出阿尔茨海默病的标志物增高。我国睡眠医学会的研究报道也指出:90%的脑卒中、脑出血、心肌梗死和熬夜有关。著名民营企业家李开复的熬夜是出了名的,经常会熬夜,以一晚10杯咖啡来抵抗睡眠,后来患上淋巴癌。他说比他睡得更少的人是苹果手机的创始人乔布斯。熬夜之毒,无药可医。常常有人将熬夜当小事,家常便饭,不以为然,把熬夜的劝告当耳边风。还有人说熬夜是为了争取时间,听听英国学者弗里奇的话,他说:"疲劳过度的人是在追逐死亡,睡得越少,并不意味着你比别人拥有更多的时间,反而可能让你死得比别人更早。"

现代医学认为,足够、良好的睡眠能消除疲劳,提高机体的抗病能力。随年龄增加,大脑皮质和松果体逐渐萎缩,调节免疫系统的功能减弱,控制昼夜节律变化的功能下降,老年人出现睡眠质量下降是普遍现象,导致机体的免疫功能下降和衰老进程加速。睡眠、衰老、免疫系统功能下降三者之间是互为因果的。

长期睡眠不足造成一系列的生理变化,如胃酸分泌不足,消化能力下降;肝脏造血功能和排除毒素能力降低,血液中的白细胞和淋巴细胞数量下降;神经内分泌系统紊乱导致脑血管硬化和血供量减低。美国佛罗里达州学者贝里达比研究睡眠与免疫关系,得出的结论是:良好睡眠可以提高 T 细胞和 B 细胞的数量,增加细胞的吞噬能力。

　　睡眠能提高免疫力的 3 大功能是:①防御外来物入侵;②稳定清除衰老细胞,排除废物;③监控识别染色体畸变、基因突变。

21.4　情绪与免疫

　　心理学家称情绪是健康的"寒暑表",免疫力是生命的"指南针"。拥有良好情绪是维持正常免疫功能的重要条件。人的情绪、内分泌系统和免疫系统是一个整体,控制情绪的大脑皮质及其神经系统分泌多种神经介质,作用于各个内分泌系统。良性情绪通过大脑维持免疫系统的正常功能,负面情绪造成免疫系统功能紊乱,即人们常见的由心理变化造成的生理功能紊乱。如人们持续处在恐惧、紧张、焦虑、抑郁、愤怒和悲伤等情绪下,身体内产生一系列生理变化,肾上腺素和皮质醇增加,免疫器官如肾上腺、胸腺、甲状腺等正常功能失调,T 细胞、B 细胞延缓,吞噬细胞功能下降,血液中免疫球蛋白含量减少,白细胞生成能力下降,淋巴组织退化,淋巴细胞的再生能力下降,由心理障碍引起一系列的身心疾病不可避免。即使是短暂的负面情绪变化，也可能产生程度不等的免疫系统功能变化，应引起人们足够重视。澳大利亚的学者们研究发现，一批火车失事者的配偶，5周后这批人群的淋巴系统功能受阻，T细胞的反应能力比对照组下降10倍。可见，严重负面情绪会导致人群免疫能力显著下降。

21.5 乐观与免疫

乐观也是情绪的一种积极反应，乐观可以增强人体免疫力。科学实践证明，有学者对一组大学生跟踪观察，发现乐观指数上升，免疫功能增强，乐观指数越高个体免疫力越强。乐观指数下降后，细胞免疫功能随之下降。培养乐观情绪对患者同样有作用，美国皇家医院对5 000名癌症患者手术后追踪调查，发现乐观有信心者10年后存活率为31%；精神沮丧悲观者很多在术后不久离世。人们常说肿瘤患者有1/3是吓死的，就是这个意思。医师们发现：T细胞和NK细胞这两类细胞，在肿瘤乐观组患者中数量明显增高，而肿瘤悲观组患者中数量明显下降。在新冠肺炎流行中，复旦大学附属中山医院感染科主任胡必杰医师发现：患者从轻症转变为危重症的一个重要指标是T细胞亚群细胞数量明显下降，这是观察病情转变的重要依据，对及早识别、及时防止病情转为危重有重要意义。T细胞不仅能防止病原体的侵入，而且能防止病情的发展。

可以这样说：免疫力不一定是万能的，没有免疫力是万万不能的，人们应该接受这样的观点。

21.6　读书与免疫

读书与免疫是风马牛不相干的两件事，但却有着千丝万缕的联系。读书使人进步、聪明，也能养生、长寿。朱亚夫编著的《寿星列传》中，相当一部分是读书人，有科学家、书画家、作家和医师等。105 岁老人喻育之的长寿经是：读读书，看看报，常常笑，莫烦恼。国学大师季羡林的养生秘诀是：千万不要让脑子懒惰，脑子要不停地思考问题。夏衍说："不爱动脑，不爱读书，不爱思考的人，容易得老年痴呆症。"1940 年后已故的诺贝尔奖得主中，平均死亡年龄是 79 岁，33 人为 80 岁，6 人为 90 岁。法国图鲁医药大学的校训是"停止学习之日，就是衰老开始之时"。

为什么读书有利于养生、增加免疫力和延长寿命呢？因为免疫力和养生、延长寿命是紧密联系在一起的。人在读书时，通过视神经传导到大脑的视觉中枢，使脑细胞产生良性协同作用，人体的生理功能和节律趋向和谐，激发生物的潜能，包括协调免疫系统功能。美国的心理学家还发现，增加大脑的思考能力，可以促进脑细胞在神经根的刺激下，长出新的神经细胞。读书是一种脑力劳动，犹如增加外界的一种刺激，经常按摩脑细胞，增加大脑的血液供给，加强脑部的营养供应，脑细胞会不断地代谢更新，延缓中枢神经系统的衰老进程。俗话说"人老脑先衰",大脑不衰,全身受益,免疫系统功能也首先受益。提倡多读书,提高文化修养,重视读书对身体、对免疫功能潜移默化的作用。当然,久视伤血,久坐伤身,要注意动静结合,手脑并用。长寿老人郑逸梅有一句妙语,"风和日丽不出游,有负天时;窗明几净不读书,有负地理",极有道理。

21.7 疫情流行中的免疫力

本文起草时正值新冠肺炎疫情流行,不得不想到人的免疫力在疾病流行中的作用。人和病毒斗,靠的是自己的免疫力。和传播者接触了,有人没有被感染,可能是自己抵抗力强,将病毒堵在门外,或消灭在体内,不发病。有人感染了,因为免疫力不同,可能传播给别人成为传染源,也可能只是个病毒携带者,还不发病。发病了,多数是轻症,会自愈,有人住院治疗后康复,有人转为重症,有人转为不治。新冠肺炎目前无特效药,主要靠人体自身的免疫力。免疫力好的人病死率低于 $0.2\% \sim 1\%$,免疫力差的、有基础疾病的人病死率高达 $8\% \sim 14\%$。大家都希望有效疫苗早日问世,在没有有效疫苗问世前,要靠人体自身的免疫力。宏观上,我们都看到一场在国家领导下全国动员的群防、群控、群治的伟大战斗,已经取得的初步胜利;微观上,我们每一个人的免疫能力与病原微生物也在进行一场看不见的激烈战斗,有人胜利了,有人感染了,有人倒下了。

免疫力是王道,没有免疫力就没有抗病的根基;没有了健康,也就没有了一切。

下面摘录 WHO 传染病专家组推荐在新冠肺炎疫情流行时,提高人群免疫力的建议。具体建议:保证良好睡眠,高蛋白营养、高密度饮食(如大蒜、牛肉、鸡蛋、西兰花等),补充锌离子,适当运动及肺部运动以缓解压力。还推荐硒、氯喹、益生菌、姜茶、维生素 A、维生素 D、阳光。这项针对疾病流行时提高免疫力的建议,与上文提到的提高人群基础免疫力的 6 条建议基本相似,故推荐。

总之,人在年轻时免疫力强,抵抗疾病能力强。年老了,抵抗疾病能力降低,需要关注自己的免疫力。上文提到的营养、运动、睡眠、情绪、乐观心态和读书习惯 6 个要点外,还要多晒太阳和接种疫苗(如流感疫苗、乙肝疫苗、肺炎疫苗等),这些都能提高自己的免疫力。营养方面建议多喝酸奶、蜂蜜、姜水、柠檬水,常吃大蒜,有助于提高老年人群的免疫力。

22 寿命性别差别与对策

众所周知,女性寿命长于男性,总死亡率女性低于男性。WHO 报告男女性寿命差别在 5～10 岁间,平均期望寿命,在美国相差 7 岁,俄罗斯相差 10 岁。我国在 20 世纪 70 年代男女寿命相差 1 岁,80 年代相差 2 岁,90 年代相差 4 岁,到 21 世纪男女寿命相差达到 5 岁。青春期男女性死亡率之比为 3∶1,50 岁以前为 1.6∶1,65 岁后为 1.6∶1,无论在哪个年龄段,都是男性死亡率高于女性。我国百岁老人中男性占 15%,女性占 85%。每百万人口中,百岁老人男性 2.3 人,女性 7.8 人。英国有研究报道,出生时两性间寿命预测就有差别,2011 年出生的英国女孩预期有 1/3 能活到百岁,而男孩能活到百岁的只有 1/4。究竟是什么原因造成寿命的性别差别? 这些差别是否能弥合? 应该采取何种对策? 这是本文需要回答的问题。

22.1　影响寿命的因素

（1）遗传因素中女性占优势

人体细胞中有 23 对染色体,其中有一对是决定人体性别的染色体,女性为 XX,男性为 XY。X 染色体较大并具有较强的修复功能,可以减少一些遗传性疾病的发生。在 200 多种遗传性疾病种,男性易得 75%,女性易得 25%。已经发现血友病、溶血性耳聋、色盲和蚕豆病等都有“重男轻女”的倾向。可能的原因是一条染色体带有影响疾病的基因,另一条染色体可能存在一个纠正的基因。这是 XX 基因优于 XY 基因,女性少得遗传性疾病的原因。

浙江大学医学院附属第一医院转化医学研究院课题组报道,男女长寿老人各有 11 个长寿基因位点,但是有显著性别差异。男性基因位点集中在免疫和炎症方面,对抗感染性疾病和肿瘤的能力可能强于女性。女性长寿相关基因为 $PGC-1a$,可调节机体内脂类和糖代谢的过程,代谢功能越强,燃烧的能量越多,高血糖、高脂血症的发生率越低,从而降低了心血管疾病的发生率。

（2）生理特征各有优势

雄性激素能促进肾上腺素分泌,刺激血管收缩,是男性心血管疾病死亡率高于女性的原因之一。雄性激素还能刺激男性的竞争性和侵略行为,抑制免疫功能。有文献报道,阉割后男子的平均寿命比普通人群长 15 岁。传染病和寄生虫的发病率男性高于女性 2 倍,在不发达国家为 4 倍。女性经历了怀孕和生育过程,具有较强的再生功能,对抗外来微生物入侵的应激反应能力强于男性。女性体内免疫球蛋白水平高于男性,因此,女性天然防御疾病的能力要强于男性。女性体内的雌性激素和规律月经有保护心血管系统的功能,女性心血管疾病的发病率低于男性。女性体内的激素具有天然的抗氧化作用,能清除细胞应激反应产生的代谢物,保护血管壁,以免变硬变脆。但是雌性激素能加强胆囊的收缩功能,所以胆石症发病率女性高于男性。男性脑重量比女性脑重量高 15%～20%,因此发生认知功能障碍的风险要低于女性。男性的肌肉和骨骼较为发达,发生骨质疏松和骨关节损伤的概率低于女性。日本研究报道,对 90 岁以上老年人的尸检发现男性留有 9 种疾病,女性留有 6 种疾病。

女性周期性月经有刺激造血系统的生理功能,以及促进新陈代谢的作用。在失血和饥饿条件下,女性的忍受能力要强于男性。怀孕和自然分娩的过程增加了女性体内的再生能力。30～40 岁有生育史的女性,她们生殖系统衰老的过程,要迟于未生育的女性。40 岁以后能生育的女性,成为百岁老人的概率比一般女性多 4 倍。

（3）代谢能力

男性每天平均需要 6 278 千焦能量,女性仅需 4 813 千焦。25 岁女性的基础代谢能量消耗低于男性,绝经期以后男女性之间代谢能力相似。高能量代谢提高了自身的体能消耗,不利于延年益寿。

（4）职业危险因素

由于社会分工不同,男性较多地参与高危作业,从事有毒、有害职业,意外伤害、交通事故和职业病发生率男性普遍高于女性。女性从事文秘、医务、教育、文艺和家务职业较多,早死和伤残的风险较低。男性在社会和家庭中承受的压力也要高于女性。

（5）生活有害因素

男性的自控能力普遍弱于女性,狼吞虎咽、暴饮暴食、摄入过量食物的概率高于女性。男性吸烟、酗酒、接触毒品的概率也普遍高于女性。

（6）遵医行为

女性的遵医行为和自我约束能力较男性强。有病早防早治，执行医嘱，定期参加体检和疾病筛检等方面女性都要比男性强。与女性相比，男性对待疾病的态度往往是小病易忽略，中病等着瞧，大病干着急。

（7）爱笑爱哭爱唠叨

女性爱笑是乐观开朗、心情好的表现。爱哭能舒缓心情，缓解压力，泪水还能发挥清除体内毒素的作用，笑一笑，十年少，一哭能消除体内一半的负面情绪，发挥自我安慰的作用。经常唠叨可以随时宣泄，相当于心理治疗。男人往往有泪不轻弹，从健康观点分析不轻易掉泪并无优势可言。

22.2 对策

（1）从遗传和环境两方面思考长寿对策

男女寿命差别主要是遗传因素的作用。在此领域要关注提高免疫力，雄性激素是调控免疫力的重要因素之一。激素水平下降，抑制免疫细胞的活力，则抵抗相关疾病的能力下降。女性养生的关键是提高代谢能力，雌性激素对维持代谢能力发挥重要作用。代谢能力在两性间相差 16%～23%，女性在更年期后代谢能力随激素水平一起下降。维持激素水平对维持女性代谢能力至关重要。

（2）运动和睡眠都是养生的重要手段

运动和睡眠的作用在两性间并无区别，但侧重点略有不同。无论参加哪种运动，特别是有氧运动，都能不同程度地增加外周血液中的白细胞数，增强机体的免疫功能。老年人每天运动 30～45 分钟，血液中白细胞数增加，停止运动后则恢复正常。运动后既能消耗能量，也能增加代谢功能。睡眠充足时，血液中与免疫功能相关的淋巴细胞增高，特别是在深睡后，血液流到肝脏的数量比白天增加 7 倍，午夜是肝脏代谢功能最为旺盛的时间，也是脂质代谢至关重要的时间。

（3）不同性别、不同年龄的防病重点

两性间由于生理和心理差别，在不同年龄段防治疾病的侧重点不同（表 22 - 1）。

表 22 - 1　不同年龄、性别防治疾病的预防侧重点

年龄（岁）	男性	女性
20～29	保护前列腺	预防偏头痛
30～39	预防消化系统疾病	保护子宫
40～49	预防高血压	保护更年期
50～59	预防糖尿病	预防心脏病
60～69	预防脑卒中	预防骨折
≥70	预防血管病	预防认知障碍

（4）其他

社会分工不同，职业危险因素和工作压力的性别差异也客观存在。

随着社会进步，男女均等参加社会活动，这些影响寿命因素的性别差别会逐渐缩小。

23 家庭、婚姻、生育与寿命

家庭是社会最基本的组织，它的功能不是任何其他组织可以代替的。家庭结构的完善、功能的良好、关系的和谐、家庭成员的社会经济和健康状况等，对每个家庭成员的身心健康和寿命产生持续和深刻的影响。

23.1 家庭住址

家择优而居，选择住址虽是一个地理概念，但良好的住址对家庭每一个成员的健康将产生持续和深刻影响。《生命时报》刊登解放军总医院陈景元文章，提倡在家庭住址选择时注意"三近四远离"的原则，有利于维护家庭成员的健康和寿命。

（1）三近

1）住所选公园附近　公园绿色满园，空气清新，鸟语花香，负氧离子浓度高，空气污染少。经常接近自然环境，吸收新鲜空气，有利于缓解压力，减少紧张，改善副交感神经系统的功能,潜移默化地提高人体的免疫能力,降低高血压的发病率。

2)选江湖河海边久居 在江湖河海边走走,流水潺潺,海浪拍岸。接近自然就能缓解郁闷,舒缓压力。水源地区的空气湿润,空气中颗粒物质浓度低,污染少。长期居住在水源地区,有利于促进大脑中生成多巴胺类的"益性因子",增强健康。

3)适宜居住于一定的海拔高度 西班牙的科学家对居住在海拔 456 米和海拔 124 米的两组居民研究发现,前一组居民身材更苗条,肥胖发生率比后一组减少 13%。当然前一组居民的运动量也大于后一组,也可能是引起身材差别的主要原因。古人提倡在深山老林当隐士、在风景秀丽的地方养老终身,自然有它的合理性。

（2）四远离

居住地需要远离的环境如下。

1)远离市中心 市中心交通拥挤,环境污染严重,噪声和汽车尾气是主要污染物。丹麦有一项研究报道指出:居住在市中心和远离市中心居民相比较,前一组居民血管壁硬化速度加快,导致冠心病和哮喘发病率高于后一组。

2)远离临街建筑 美国学者报道,临街居民组和离街 1 公里的居民组作为对照,跟踪 10 年后,发现前一组居民的死亡风险比后一组居民增加 1 倍,主要是循环系统和呼吸系统疾病的风险。

3）远离机场和铁路交通线　持续的噪声刺激引起机体应激能力上升,压力激素增强,形成睡眠障碍。瑞典卡罗林斯卡医学研究所对5 156名居住在机场附近的居民分析发现,噪声每增加5分贝,腰围相应增加1.5厘米。

4）远离餐饮业　美国德州公共卫生学院报道,对1 247名脑出血患者分析其发病与餐饮业之间距离的关系。将住址附近餐饮业从多到少排序,比较餐饮业多的前1/4组和餐饮业少的后1/4组,结果发现前一组的脑出血死亡率比后一组多13%。可能原因为餐饮业向周围环境排放了油烟;还可能距离近,方便居民就近就餐,增加了外出就餐的机会。

居住地只是一个地理概念,人的出生、成长、婚姻、生育、养老和寿命等都发生在家庭里,也直接受家庭居住地的影响。

23.2　出身

人的出身不能由自己选择。历史上人们追求出生在帝王将相、官宦之家,有权势;富贵之家,有财富;书香门第,有学问。前一段时期讲究出身,要出生在革命家庭的。但是很少追求出生在长寿世家的。没有健康和寿命,一切权利、财富和学问都是镜中月和水中花。是否出生在长寿世家不能选择,却可以判断。符合长寿世家的条件:一是父母、祖父母和外祖父母年龄都在 90 岁以上；二是直系亲属如兄弟姐妹有长寿史；三是直系亲属中没有遗传性疾病史。了解这 3 点后，懂得学会孝敬父母，善待兄弟姐妹，他们健康长寿了，善有善报，延年益寿的福报也会降临到自己身上。出身长寿世家是否来到这个世界后一定带着长寿基因，学者们对遗传基因对寿命的影响存有分歧，可以小到 7%，大到 70%。虽然自己不知道是否带有长寿基因，更无法推测自己的基因能够在多大程度上影响自己的寿命，但是要知道自己的寿命有 30%～93% 的主动权在可控的范围，即主动权大部分掌握在自己手里。有一个比喻阐述基因和寿命的关系是恰当的，一手好的扑克牌被打输了，就是有良好遗传基因而不注意采取良好生活方式保护自己；相反，一手烂扑克牌却能打出精彩的局面，就是缺乏良好遗传基因但是重视采取良好生活方式保护自己。对待遗传基因和长寿的关系，采取事在人为是应有的主动积极态度，而宿命论是不可取的。

23.3　伴侣

美国一项大规模研究得出重要结论：终身伴侣之间寿命长短的相关性要大于父母和兄弟姐妹们，因为终身伴侣之间生活方式的相似性超过父母和兄弟姐妹们。中国人选择伴侣讲究门当户对。英国谚语：相同颜色羽毛的两只鸟一起飞，也是这个意思。择偶不是随机的行为，而是志同道合,宜选择年龄、身材、相貌、社会背景、经济条件和学历条件相当的结为伴侣。这些因素同样对寿命有相当重要的作用。一日为伴,终身为侣,白头偕老者,他们的生活方式、饮食习惯都有相似之处,并互相同化渗透,家庭中承受的压力(如工作压力、经济压力和疾病风险等)又能共同分担。在同一屋檐下生活,可能经历相同的疾病风险,如高血压、溃疡病、哮喘症。改变不良的行为生活方式,一方取得成功,另一方的成功机会也会明显增加。美国对6012名吸烟者的戒烟效果进行研究,发现一方戒烟成功的,另一方戒烟成功率增加6～8倍。戒酒成功的规律同样如此。这就是伴侣间的连锁反应。

伴侣之间一方出现严重疾病后,有可能出现"夫妻本是同林鸟,大难来临各自飞",更多的是采取"大难来时长厮守"的态度。前者,双方有程度不同的损伤;后者,如患帕金森症、阿尔茨海默病和肿瘤等,给对方造成的心理、身体压力,是非常人能够想象的。伴侣中一方出现对抗甚至敌对情绪时,无论是施予方,还是接受方,都会忍受心理压力,增加心理的应激反应,如果长期不能摆脱,导致高血压、冠心病的发生率一起增加。这些例子都可解释伴侣和夫妻间具有相类似的健康状况和寿命长短的原因。

23.4　婚姻

寿命与婚姻满意度高度相关。日本厚生省的研究报道指出：婚姻美满者与离婚者相比较，平均寿命男性相差12岁，女性相差5岁。意大利的一项研究报道指出：独身和离婚者的死亡风险高于夫妻关系和睦者，前者死于肝硬化的概率高于后者1倍。美国加州对7 000名研究对象跟踪9年的研究报道指出：独身者死于心脏病的概率是有配偶者的2～3倍；家庭关系稳定性良好（包括夫妻关系和子女关系）者，平均寿命提高8岁；而家庭关系稳定性不好者，平均寿命减少12岁。夫妻性生活和谐能增加平均寿命5岁。因为夫妻性生活和谐，能帮助身体分泌一种乙酰胆碱类的益性因子，调节血液循环，兴奋神经系统，协调身体各器官正常功能，心理上能帮助彼此分享快乐，分担忧愁，化解压力，减少恶性刺激，增强人体免疫功能，协调神经系统的作用，延缓衰老过程。

　　最近有一份研究报道指出，婚姻幸福程度与基因相关。这是学术界首次报道基因与婚姻关系的文章。耶鲁大学公共卫生学院研究后提出：婚姻幸福度是由基因决定的。研究者发现，夫妻双方只要有一方拥有 GG 基因，就能使婚姻生活中的幸福感增强。拥有 GG 基因者，具有更高的情绪稳定性、社会交际能力和同情心；只要夫妻一方拥有 GG 基因，对方也会产生伴侣反应，产生共同的幸福感。

　　总之，在学术界和舆论界都有比较一致的观点，即良好的婚姻有利于健康长寿。已婚者优于未婚者,在婚者优于离异者,婚姻生活质量良好者优于生活质量不良者,性生活满意度良好者优于性生活不满意者,夫妻双全者的晚年生活质量和寿命明显优于丧偶者。

23.5 生育

生育是延续生命的自然现象,是生物学界生存繁殖的普遍规律。但是生育对女性(也包括男性)健康和寿命的长远影响,众说纷纭,莫衷一是。生娃增寿还是生娃减寿? 争论了几十年,各自都有理论依据和实例。

不合理生育肯定减寿,极端的例子是非洲有一个少数民族袖珍民族,女孩 8 岁就能生育,20 岁就能当祖母或外婆,这个民族的男性身高不超过 150 厘米,目前这个民族已面临灭绝的危险。

一种观点认为,生育促进女性早衰,每生育一次,早衰 2 年。女性在怀孕期间,脉搏和心跳加速,代谢增加,孕激素增加导致脑灰质减少,雌性激素分泌量增多,可以抑制免疫功能,还可能促进细胞分裂加速,增加细胞受损伤的风险。怀孕期间,母体内钙离子大量消耗,这些都是佐证生育促进衰老的生理依据。

另一种观点认为,生育有利女性健康和长寿。2016 年危地马拉的研究报告提出:生育越多,女性体内细胞的端粒体越长。端粒体是染色体末端的帽状蛋白复合体。

DNA 分裂一次,端粒体相应缩短一次。雌性激素具有抑制机体内氧化应激机制,减少端粒体长度消耗的作用。研究结论是多宝妈,端粒长,寿命长。美国一份研究报道指出:29 岁前有生育史的女性与 33 岁后生育的女性相比,后者活到 95 岁的机会是前的 2 倍。还有研究报道指出:40 岁以后有生育史的女性,活到百岁的概率比一般人群高 4 倍。因为 40 岁后生育,延缓了机体的衰老机制,延长了女性的寿命。瑞典进行了一项有意义的研究,分析了一批出生在 1911—1925 年瑞典人的寿命,当研究对象达到 60 岁时,有生育史的还能再存活 24.6 岁,无生育史的能再存活 18.4 年。男性同样如此,能较女性多存活 1.8 岁。随着年龄增加,这一机制的作用继续存在,当研究对象达到 80 岁时,有子女的可继续存活 9.6 岁,无子女的继续存活 8.9 岁。这一研究报道有力说明:①有生育史可以延长寿命;②女性生育男性同样受益,有子女照顾可能是双方寿命共同延长的原因;③与无子女者相比,有子女者父母承担更多抚养的责任,可能选择更加合理的生活方式,有利于健康长寿。

　　讨论生育与寿命这样一个复杂现象,单纯用生理变化、生物学观点解释是不够的,社会因素也有重大影响,是多种因素综合作用的结果。生育与寿命不完全是因果联系。寿命肯定有更多维度的影响因子在发挥作用,生育不过只是探讨其中的一个因素而已。

24　运动与寿命

　　人们都希望拥有长寿基因,但是不知道自己是否拥有。坚持运动比拥有长寿基因者更能获得健康长寿,因为运动的主动权掌握在自己手里,不像长寿基因听天由命,变幻莫测,由不得自己。生命在于运动的要义,人人都明白。从生理意义而言:坐比躺强,站比坐强,走比站强,跑比走强。总之一句话:动比静强,运动能强身健体,延长寿命。

24.1　运动金字塔

　　美国运动医学会提出运动金字塔的 4 个层次,对老年人判断自己的活动量有一定参考意义。

　　(1) 金字塔底层的静态型

　　静态型如静坐看电视、网络、阅读等。老年人不要久坐,坐 1 小时后要站起来活动一会儿。

　　(2) 轻微活动型

　　日常活动包括做家务、走路、爬楼梯等,属轻微活动,要强于静坐,应坚持天天活动。

（3）低强度活动型

低强度活动包括娱乐活动、散步、走路、跑步、骑车、游泳,以及轻微体育活动等。活动应每周不少于 3 次。

（4）金字塔尖端的运动型

运动型包括力量训练、灵活性训练,能增强肌肉力量,提高骨密度,增强身体柔韧性、协调性的活动。

这种分类适合群众性体育锻炼,尤其适合老年人。专业体育训练属于尖端的活动,不属于这一分类范畴。

24.2 运动能延年益寿

运动能强身健体,延缓衰老,延长寿命。一项美国弗雷明权威研究报道,对 5 200 名 50 岁以上的志愿者进行跟踪观察 41 年,得出一个重要结论:经常运动能延长寿命 3.5 岁。我国也有一个研究项目,对 154 名百岁老人分析,其中 99 人爱劳动,55 人爱运动,说明运动可以延年益寿。英国科学家对 16 000 名 40～65 岁的研究对象进行观察研究,将在日常生活中每天跑步、游泳、骑自行车等时间在 15 分钟以上者,与运动时间少于 15 分钟者比较,前组发生心脏病的风险明显低于后组。

运动能增强心脏功能,美国医师保罗·鲍利茨发现,运动量与心脏的重量呈正比,他还发现运动与寿命相关。动物界普遍现象是野生动物比家养的寿命长。野兔比家兔长寿,原因是野兔经常奔跑,心脏肌肉发达强壮,心脏重量能达到 7.7 克/千克体重,而家兔心脏重量为 2.4 克/千克体重。野兔寿命可达 15 年,家兔只能活 4～5 年。猎犬能活 27 年,家犬寿命只有 13 年。野生大象能活 200 年,饲养大象 80 年已经是高寿了。从事运动的老年人,心脏功能因锻炼而得到加强,有利于延年益寿。

（1）运动能强化血管

随着年龄增加及营养代谢失衡,血液中胆固醇等物质在血管壁沉积,形成斑块,加上血管柔韧性下降,造成血流动力受阻。老年人有规律的运动既能保护血管组织,避免血管壁老化,又能提高胆固醇的代谢能力,清除沉积在血管壁的低密度脂蛋白,避免血管壁受阻,保障血流畅通。

（2）运动能延缓肺功能衰退

肺脏是最容易老化衰退的脏器之一,肺活量是衡量老年人寿命的重要指标。经常运动,随着运动强度加大,身体需要吸收更多氧气,排出二氧化碳,呼吸加深、加快,肺通气量增加,呼吸功能得以提高,肺活量明显改善。经常锻炼者,肺功能衰老的进程自然会推迟。

（3）运动能延缓运动器官功能衰老

肌肉萎缩、关节腔变性、骨质疏松是老年人普遍发生的现象。经常运动的老年人,肌肉骨骼系统的血流量增加,骨骼的代偿功能得以加强,可以防止骨骼无机物的流失,肌肉和韧带的韧性和弹性增强,肌肉萎缩进程减慢,运动器官功能退化的速度得以推迟。

(4)运动能延缓神经系统退化

神经系统的特点是"用进废退"。不爱运动者,进入老年期后,运动神经元的数量比年轻时减少37%。神经冲动传导速度减慢10%,加上神经肌肉活动能力的退化,出现动作迟钝、步履艰难的现象。老年人坚持运动,能促进大脑皮质神经调控过程的强度,均衡性和灵活性得以提高,机体反应的潜伏期可以缩短。

(5)运动能提高免疫功能

在运动时,身体内的生长激素分泌增加,运动10分钟后,生长激素开始分泌,30分钟后达到峰值。生长激素能促进核酸和蛋白质的代谢过程,参与DNA和RNA的转录过程,促进这两类物质的合成。生长激素增加,免疫功能提高,衰老过程则可延缓。

(6)运动增强消化功能

经常运动的老年人,一方面因为呼吸加深加快,膈肌上下运动的幅度加大,胃肠道蠕动的频率增加,消化吸收的能力增加。另一方面,因为运动消耗体能,需要加速吸收更多的营养物质补充体能消耗,加速了身体的新陈代谢过程。

综上所述,运动能加强全身各个器官和系统的功能,延缓衰老。日本东京医科大学进行的一项研究,将研究对象分为两组,甲组为坚持运动抗衰老组,执行抗衰老运动处方,考核其敏感性、瞬间反应能力、机体平衡能力、耐久力、声光反应能力等生理指标,结果甲组的生理年龄要比对照组(未参加运动抗衰老的乙组)相差10年。

运动好处很多,每个人都要动起来,懂得运动是自己开的最好的处方,"体医结合",使运动成为自己最好的医师,成为健康中国的一个重要组成部分。美国运动医学会主席斯纳金说过:"高血压、吸烟、缺乏运动、高血糖、肥胖、高脂血症是导致慢性病的六大因素,除了吸烟外,其余5个因素都与缺乏体育运动有关,缺乏锻炼是导致慢性病的主要原因之一。"

24.3 静养动养之争

在倡导运动健身,减缓衰老、延长寿命的同时,另有观点认为,运动不等于长寿,老年人要少动静养。曹操在《龟虽寿》一文中提到"盈缩之期,不但在天;养怡之福,可得永年",倡导修身养性、怡情益性的静养,不是动养。龟少动,寿命在百年以上;大象少动,寿命在80岁左右;狮虎能快速奔跑运动,寿命在20年左右。另外一个论据是心脏跳动次数是一个常数,鼠心跳每分钟200次,寿命只有2年;大象心跳每分钟40次,寿命可达80岁。由此得出提高了心率,缩短了寿命的结论,即心跳次数慢的人更健康长寿,静养少动也能延长寿命。

　　究竟是静养好,还是动养为好,各方意见都不相同,需要根据不同对象的年龄和不同情况而定,不能一概而论。根据自己身体的情况,关键是选择适合自己的养生和运动方式。患病在身当然以静养为主,依靠自己的抵抗力恢复自己的体力。百岁老人的活动能力相当有限,不宜提倡天天运动锻炼。但伸伸腿,弯弯腰,打打太极拳,活动一下筋骨,总要比静坐、静躺、一动不动为好。目前,在老年人中普遍存在静多动少的问题,缺乏适合自身特色的运动项目。英国著名的《柳叶刀》杂志发表了一篇 WHO 的权威调查报告,认为人衰老了,身体功能降低了,就不爱运动了,这是目前在高收入国家老年人的普遍倾向。调查报告指出:"美国老年人不喜欢运动的为 40%,英国为 36%,而中国这一数字为 14%。"也许中国老年人经济上还没有达到发达国家的水平,仍然是以"勤劳多动"为主。但愿我们生活富裕了,老年人勤劳多动的本色仍然能保持下来。

　　有学者认为 40 岁前要积极锻炼,50～60 岁要适当锻炼,70 岁以后要静养,提倡养生。养生不是不锻炼,而是提倡静中有动,动静结合,心要静而体要动,这才是耄耋老人良好的养生方法。

　　1)走路让心脏动起来　走路 30 分钟能让心脏动起来,而午睡 30 分钟让心脏静下来。1 周走路、午睡至少达到 3 次,每次不少于 30 分钟,坚持不懈,必有成效。有研究报道走路能降低 1/3 的心脏病的发生率。

2) 伸个懒腰让肺动起来　伸懒腰能增加对肺挤压,增加供氧,使全身的肌肉收缩,呼吸加深,大脑的血流增加,人感到清醒。

3) 喝杯热茶让脑子动起来　发表在《人类神经科学前沿》的一篇报道发现,一杯热茶有利于大脑提速 14%,保持大脑思路敏捷。

4) 吃点健康零食让胃动起来　茶点、酸奶、水果都是健康零食,可以选择。上午 10 点、下午 4 点是适合进食零食的时间,让胃动起来。正餐保持七八分饱,让胃静下来得到休息。

5) 简单运动让全身的肌肉、骨骼系统动起来　拉筋、弯腰、伸腿、广播操和打太极拳等都是适合老年人的锻炼方法,能使肌肉、骨骼强壮。

6) 晒晒太阳让身体的免疫功能动起来　晒太阳也能调动人体免疫功能,强壮身体。

7) 发呆 5 分钟让精神动起来　发呆是有效的减压方法。哈佛医学院和马萨诸塞州州立大学的研究发现:人无杂念,什么都不想,大脑中的 α 脑电波增强。这种电波可以抑制信息超载,让注意力集中,减轻压力,改善情绪,缓解焦虑,加强记忆力,提高免疫功能。发呆和休息是静养,是最好的养生方法。

8）微笑一次让全身兴奋起来　微笑能使人的积极性调动起来增强体质。

24.4　运动激活长寿基因

有句歌词"三分靠天生，七分靠打拼"，讲的是事业上要以七分精神打拼才能获得成功。要实现健康长寿的目标也是如此。拥有长寿基因优势的人们是幸运的，但是要将这种优势转化为现实，还要选择健康的生活方式才能发挥长寿基因的优势。体育运动是转化长寿基因优势的一种重要手段，只有在经常运动锻炼的条件下，这种长寿基因的优势才能发挥作用。

1）美国布法罗大学奥考太吉（Oncotarget）和法国托斯潘特（Topspante）报道，在比较两组小鼠（分为积极运动组和静止少动组）死亡率的实验中，结果发现积极运动组的死亡率要比静止少动组降低 16%～22%。

2）在人体试验中发现，运动后人脑中分泌的多巴胺受体物质 B2R 增加。多巴胺是一种神经传递介质，能控制大脑的感觉系统，调节人们的情绪和灵活性。长寿基因携带者接受多巴胺受体物质 B2R 的刺激后，这种长寿基因的作用机制才能得以完成。

《美国预防医学》杂志发表论文称，人体染色体的端粒长度是测量人类寿命的密码，端粒长度增加，寿命越长，反之亦然。学者们应用基因工程的手段,激活端粒酶以延长端粒长度,还需假以时日。但是切实可行的方法是通过体育锻炼的方式增加端粒的长度。加州大学有一项研究报道,通过体育锻炼使大脑的压力释放,能使端粒酶的活性提高 43%。女性长期处于压力环境下,与无压力组的女性相比较,前一组的端粒短,与后一组的早衰程度相差 10年。英国剑桥大学的一项研究报道,绝经期妇女不参加体育锻炼,端粒有缩短的风险;与锻炼组相比较,增加 15% 的风险。上述研究报道都说明端粒长度和体育锻炼之间呈正相关,而端粒长度又与人的寿命直接相关。

体育锻炼特别是有氧体育锻炼项目,使机体处于有氧环境下,机体的抗氧化能力加强。抗氧化作用加强的结果是增强端粒酶的敏感性,减少端粒损伤,保护端粒的长度。这一理论将有氧体育锻炼项目、抗氧化作用以及端粒的长度联系了起来。

运动能保护"衰老开关"。人体"衰老开关"的物质基础是线粒体,它位于人体的胞质中。当人体摄入营养物质时,需要通过线粒体的作用,才能转化为能量。所以说它是细胞的"发电站"。线粒体在工作的同时还会产生自由基,自由基的结构不稳定,它带有未配对的电子,随时可以夺取细胞膜上的电子,造成细胞损伤,促进细胞凋亡。分子生物学研究证明,衰老是由自由基引起细胞损伤,而自由基又是线粒体在转化能量过程中产物。因此,线粒体被称为"衰老开关"。

总之,经常运动可以有效保护线粒体,降低身体内自由基的含量,这是体育运动延缓衰老的原因之一。

24.5 运动能延缓大脑老化

运动能促进血液循环是众所周知的,而加速血液循环能防止大脑老化不一定为大家所了解。我们的大脑会慢慢变老,人们无法阻止大脑老化的进程,但可以通过某些手段延缓大脑老化的进程,有规律的运动是有效防止大脑老化的手段之一。有学者为了回答这个问题,将 60 岁的研究对象分成规律运动组和对照组,采用磁共振成像(MRI)技术检测在研究开始前和研究一年期间两组研究对象大脑的变化。检查发现,规律运动组大脑的不同部位是可以被激活的;脑叶之间复杂的网络明显加强,特别是颞叶与额叶、枕叶之间的联系明显加强,而这部分脑组织实际上是受大脑老化影响最重要的区域。此外,心理测试还表明,规律运动组的一系列认知功能(统称为执行力或执行功能),包括计划和控制注意的能力等都有提高。总之,这一研究发现意味着运动锻炼者的大脑能更有效地发挥作用,有可能减少甚至逆转大脑衰老所带来的负面效应,使大脑更有活力。

运动可以强身健体,促进健康;运动能够延缓衰老;运动能延长寿命,理论上应该是合理的、可行的。上文列举的一些分子医学的证据,论证了运动与基因的关系,运动能够延长寿命。这是初步的研究证据,还需要更加严格、更加科学的研究证据。分子医学的这些成就,能够阐述运动与延长寿命和基因关系,距离揭开基因和人类长寿关系的谜底更近了一步。

25 环境与寿命

遗传基因加环境因素决定寿命。一个国家、地区和个人寿命是环境、遗传、行为、生活方式和医疗卫生服务等因素综合作用的结果。这里的环境是指社会和自然环境而言,社会环境亦称社会因素,即以生产力为基础的经济、人口、社会保障和科学技术等,以及以生产关系为基础的社会制度、法律、文化教育、家庭、婚姻等诸多因素。本文重点探讨社会环境、自然环境和生产环境 3 个方面对寿命的影响。

25.1 社会环境与寿命

影响寿命的诸多因素中,社会环境是重要方面,其中社会经济环境起决定作用。纵观我国历史,从 20 世纪中叶到 70 年代,期望寿命在近 40 年翻了近一番,社会进步、经济发展、科技水平和医疗技术水平的提高发挥着重要作用。

（1）寿命演变的历史沿革

平均期望寿命是衡量社会发展、经济水平和科学技术进步最为敏感的客观指标，为世界各国采用的通用指标之一。据报道，我国夏商年代平均寿命为 18 岁，秦代为 20 岁，东汉为 22 岁，唐代为 27 岁，宋代为 30 岁，清代为 33 岁，民国时期为 35 岁，新中国成立初期为 40 岁，1980 年为 68 岁，30 年间平均期望寿命提高了 28 岁。2018 年我国的平均期望寿命又提高到 76.34 岁，38 年内又提高了 8.34 岁。

英国在新石器时代平均寿命为 20 岁。古希腊罗马时代为 28 岁，19 世纪中叶为 30～45 岁，现已达到 79 岁。目前，我国的平均期望寿命比英国低 2.5 岁。

美国 1900 年平均期望寿命为 47.5 岁，1930 年为 60 岁，1960 年为 70 岁，1990 年为 75 岁，2018 年为 79 岁，世界排名第三十四位。我国平均期望寿命世界排名第五十二位。

表 25-1 列举的 1950—2015 年共计 65 年间 3 类国家平均期望寿命都得到了提高，但是发达国家与不发达国家，以及与最不发达国家之间的差距仍然非常明显。

表 25-1　1950—2015 年 3 类国家平均期望寿命演变

国家类型	1950—1955 年(岁)	2000 年(岁)	2015 年(岁)
世界平均	46.5	65.4	71.4
发达国家	66.1	75.9	80.0
欠发达国家	41.0	63.4	69.0
最不发达国家	35.0	49.6	57.4

（2）我国平均期望寿命与世界 4 类国家比较

经济发展水平与寿命密切相关。按经济类型与发展水平的不同,划分为发达国家、经济转型国家、发展中国家和不发达国家 4 类。如果将我国不同地区和省份按经济发展和平均期望寿命与世界 4 类国家相比,同样呈现 4 类不同发展水平。①期望寿命超过 80 岁的部分城市,包括香港(男 81.7 岁,女 87.7 岁)、澳门(84.6 岁)、上海(83.37岁)、北京(82.15 岁)、天津(81.68 岁)和中国台湾(80.4岁)等。世界银行报道发达国家平均期望寿命超过 80 岁,其中日本最高,为 83.4 岁。我国有若干城市已经达到或超过日本的水平,如苏州、无锡、南京、杭州、宁波、绍兴、温州、嘉兴、湖州、太原以及成都等,这些城市的平均期望寿命都已达到 80 岁以上。②以区域来看,我国东部沿海地区人均期望寿命最长,江苏、浙江、辽宁预计在 2～3 年内可达到平均期望寿命 80 岁。吉林、海南、山东、福建、广东等省份目前的平均期望寿命在 77 岁左右,预计在 5 年左右可接近 80 岁的平均期望寿命水平。目前,这些省份的平均期望寿命与经济转型国家中的中上收入相近。③我国中部地区的多数省份平均期望寿命接近我国的平均水平,与大多数发展中国家的中低收入人群相比,略占优势。④世界不发达国家,包括低收入人群,WHO 报道平均期望寿命仅为 59 岁(塞拉利昂最低,为 48 岁;中非共和国为 49 岁),而我国西部多数省份,如甘肃 2017 年平均期望寿命为 73.4 岁,青海预计到 2030 年可以达到 76.5 岁。总之,西部省份的平均期望寿命明显高于不发达的低收入地区,接近发展中国家的水平。

(3)寿命演变的优势

前文分析可以得出下列结论:①寿命变化与经济发展密切相关。随着经济发展,平均期望寿命不断提高。②2019 年是新中国成立 70 周年,70 年间平均寿命大约提高 1 倍,从 40 岁上升到 76.34 岁,提高了 36.34 岁,平均每 2 年增加 1 岁。③我国为发展中国家,但是平均期望寿命显著地表现为发达国家的特征,一些城市已接近发达国家特征,若干省市在 2~3 年后可接近发达国家水平。我国平均期望寿命超越经济发展水平这一事实,显示经济发展因素之外,还有其他因素(如社会制度、环境、医疗技术、教育和科学技术等)影响着平均期望寿命,值得分析总结。

2011 年,世界银行将 170 个国家的 GDP(代表经济发展水平)作为自变量、平均期望寿命作为因变量,进行相关分析,得出 $Y = 6.7909(n)(x) + 9.496$ 的回归方程,此公式中 Y 为平均期望寿命,X 为 GDP,n 为 170,得到相关系数为 0.7323。即经济发展对平均期望寿命的影响率为 73.23%,另有 1/4 左右的平均期望寿命影响因素为经济因素之外的其他因素。这份报告指出,对一个国家而言,GDP 对延长寿命发挥了 3/4 左右的作用。同时,这份报告应用上述公式,用中国的 GDP 水平,计算分析了中国的平均期望寿命,应为 70 岁(2010 年数据),当时我国实际平均期望寿命为 73 岁,实际寿命比计算的寿命增加 3 岁。用同样的方法计算分析美国的平均期望寿命为 81 岁,当时美国实际平均期望寿命为 79 岁,实际寿命比计算的寿命减少 2 岁。中美两国根据不同经济发展水平计算的平均期望寿命的差别,提示在延长寿命这一指标中,中国有除经济因素之外的其他优势因素。

（4）寿命的发展趋势

世界上平均期望寿命最长的 10 个国家都是发达国家和地区,都超过 80 岁。按顺序日本为 83.4 岁、中国香港地区为 82.8 岁、瑞士为 82.3 岁、澳大利亚和意大利均为 81.9 岁、冰岛为 81.8 岁、以色列为 81.6 岁、法国为 81.5 岁、瑞典和西班牙均为 81.4 岁。我国已有 6 个城市的平均寿命超过 80 岁,接近最高的水平。据专家估计,再过 10

年,我国经济水平有可能接近发达国家的水平。例如,上海现在人均 GDP 为 2 万美元,达到发达国家的标准,预计在今后 10 年内,沿海和东部省份大部分城市的平均期望寿命能达到 80 岁。中部地区多数省份平均期望寿命接近80 岁,而西部部分省份的平均期望寿命可能需要更长时间,甚至 15 年左右才能接近发达国家的平均水平。

这样分析的理由是:今后 10～15 年我国经济稳步上升是比较有把握的;我国还有经济因素以外的有利于延长寿命的客观因素,如社会制度、环境、医疗制度、教育和文化等。这些因素有利于提高我国期望寿命的平均水平。

25.2　自然环境与寿命

自然环境指的是由水土、地域、气候等自然事物所形成的环境。自然环境对人的生活有重要意义。影响个人健康和寿命的有 4 大因素,生物学因素占 15%,环境因素占 17%,卫生服务占 8%,生活方式占 60%。流行病学研究证明,人类疾病 70%～90%与环境有关。人类想要健康长寿,一定要保护好环境。自然环境是人类赖以生存的物质基础,人类的生活、生产和一切活动都和自然环境分不开,又和生物界密切相关。

人类的活动离不开自然环境,在自然环境中各个环境要素是相互影响和相互制约的。自然环境的优劣直接影响人类的生存和发展,人与环境的关系是辩证、和谐统一

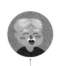

的。社会持续发展和经济稳定增长,需要和谐的自然环境来支撑。良好的环境条件,能促进生活、社会生产的发展和人类健康;反之,环境恶化,将影响人类的生活、社会生产,直接影响人类健康。人类在正确认识与自然的关系之后,便开始寻求如何正确处理人与环境的关系,意识到人类在缔造一个健康和富有生机的环境中应享有的权利。世界各国界定的"可持续发展",就是指既满足当代人的需求,又不对后代人的需求构成危害。既要发展经济,又要保护好人类赖以生存的大气、水、海洋、土地和森林等自然资源和环境,使子孙后代能永续发展和安居乐业。

自然环境被污染主要是由于各种人为因素造成的,可分成两类:①工农业生产、交通运输和人们生活中排放的污水和废弃物(可能含有有毒、有害物质)而引起环境污染;②对自然资源的不合理开发利用而引起的生态环境破坏,突出表现为植被破坏、水土流失、土壤侵蚀、沙漠化及地面沉降等,造成生态失调,生产能力急剧下降。这些均使自然环境的构成或状态发生变化,对人体健康造成直接的或间接的或潜在的危害。

造成环境污染的原因很多,主要污染物有化学的、物理的和生物的3种。污染物的来源主要有以下几方面。

1)生活性污染 生活垃圾、污水、尿、粪便等生活废弃物,污染了空气、水、土壤和食品。医院中的废弃物还可能携带致病的微生物。

2）生产性污染　工业生产形成的"三废"（废水、废气及废渣）造成空气、水、土壤、食物等污染。农业生产中使用化肥、农药（杀虫剂、杀菌剂和除草剂等）造成农作物和畜产品的残留和土壤变质。

3）其他　交通运行中产生的噪声及废气；通信设备所产生的微波、电磁波；原子能和放射性核素机构产生的放射性废弃物和飘尘等；生物因素，如细菌、真菌、寄生虫、尘螨、花粉和皮屑等。

25.3　生产环境与寿命

生产对环境的污染涉及面广，可分为大气污染、水污染及土壤污染等。工业生产造成的污染主要集中在少数行业（如造纸、化工、钢铁、电子、食品、采掘及纺织等），废水排放量占总量的 4/5。造纸和食品企业的化学需氧量（COD）排放量占总量的 2/3，有色冶金企业的重金属排放量占总量的近 1/2。工业生产对环境的污染包括固体废弃物破坏土壤结构和污染水体。废气污染大气，如 19 世纪 30、40、50 年代分别在比利时、美国和英国发生 3 次大气污染事件，危害动、植物正常生长。废水污染水体、危害人群健康，如日本在 1939 年发生的水俣病。固体废弃物含有大量破坏土壤结构和污染水体的物质。工业生产排出的废物堆积后逐渐将废物中的物质转移至土壤，造成土壤污染。例如,土壤被镉金属污染后,经过生物的富集作用进入动物和人体内,引起镉中毒(俗称骨痛病)。物理因素有噪声、振动、电离辐射和热辐射等。化学因素有药物、化妆品,以及农业生产过程中使用的化肥、农药等。生物因素主要有微生物和寄生虫等。

生活环境与人类健康密切相关,《新英格兰医学》杂志报道,对6 000多万人口长达4.6亿人年追踪,分析空气质量与病死率的关系。结果发现,大气中PM2.5每增加10微克立方米和臭氧每增加10 ppb,人群死亡率增加7.35%。南京大学环境学院研究发现,城市环境质量与死亡率存在相关性。2013年他们分析了74个城市303万人死因,与PM2.5的相关性为31.8%,心血管疾病的相关性为5.3%,肺癌的相关性为46.0%,呼吸系统疾病的相关性为15.7%。两项研究结果都说明空气质量与人群死亡率之间有密切的关系。

长寿地区都有优越的自然环境。国际自然医学会认定的5个著名长寿村(地区),如高加索地区、日本冲绳县等百岁老人比例高,都是自然环境条件良好的地区。以我国广西巴马为代表的10个长寿村,是经过国内外专家考察后确定的。长寿地区有得天独厚的自然条件,百岁长寿老人明显超过平均水平。中央电视台曾系列报道广西巴马的长寿节目。巴马24万人口中,每10万人口中有30.8

个百岁老人,是国际长寿之乡标准的 4.4 倍。我国目前存在以下几种情况,影响人均期望寿命。

1)大气污染　我国主要存在煤炭型污染,主要污染物是二氧化硫、氮氧化物和一氧化碳。大气污染能引起呼吸系统疾病,如气管炎、哮喘、肺气肿、支气管肿瘤等。大气污染而致癌的物质,主要是 3,4 -苯并芘和含铅的化合物,前者与肺癌的关系尤其密切。

2)水污染　我国水利部曾对 10 万公里河流调查,结果显示,我国有 90% 以上城市的供水污染严重。例如,重金属汞(水银)对水源的污染:水中的汞经微生物作用后,形成毒性更大的甲基汞,并富集在鱼类,逐渐将废物中的有害物质转移至土壤中,造成土壤的污染。例如,土壤被镉金属污染后,经过生物的富集作用进入植物、动物和人体内,引起镉中毒。镉中毒的症状:骨痛,骨折,骨缺损,可发展成全身骨骼疼痛和多处骨折。

3)环境污染　据有关研究资料报道,全国 31 个省市区人均预期寿命与环境污染排名中,环境污染综合评价位于前 5 位,即污染最严重的为内蒙古、山西、宁夏、青海和贵州。污染较轻的为北京、江苏、广东、西藏和海南。两者排放内容物不同,如北京主要为生活烟尘、生活污水及大气中的二氧化硫;宁夏主要为工业烟尘、废水中的氨氮、二氧化碳和工业固体物。寿命与环境污染程度的相关系数为 0.448，说明两者具有明显相关性，环境污染对预期寿命的影响是显著的。例如，北京人均预期寿命与城市噪声分贝之间的相关性处于第一位，第二位是空气质量良好及优的天数占全年比，第三位是工业废水排放量。前两项指标与预期寿命的相关性大于废水排放量。上海市人均预期寿命与空气质量良好及优天数占第一位，第二位是城市噪声分贝，第三位是工业废水排放量。噪声、空气污染与人均预期寿命相关性明显大于废水排放量，南京人均预期寿命和环境分析结果大致也是如此。

26 生命科技进步与寿命

一个真实的故事。有一个班级 60 名学员，毕业时适逢校庆 30 年。毕业后 30 年起，每隔 10 年都返校参加校庆。在建校 90 周年和毕业 60 年时，只有 20 多人返校参加校庆活动。有人在会上提出，在校庆 100 周年和毕业 70 周年时，我们再相会。这个提议炸了锅，被大家议论纷纷。有人说我们已处于"无边落木萧萧下"的年龄，10 年后如秋风扫落叶一般，不知道扫到哪里了；有人说我们已经超过上海的平均期望寿命，10 年一瞬间，幸运的话还能"不尽长江滚滚来"；还有人说我们即使到了一个危机四伏的年龄，有危也有机，希望总是大于挑战，珍惜自己，提出"保八迎九争百"的口号，争取 10 年后即使拿着拐杖也要再相聚。这个故事反映了耄耋老人对今后 10 年的生活担忧和展望。我们这一代老年人是处在一个危机多于希望，还是希望多于危机的年代呢？

寿命增长有没有上限，学术界有两种观点。一种观点认为寿命增长没有上限，依靠科技进步、基因技术发展、饮食调理、适当运动和医疗技术进步等综合措施，人类寿命可以再延长。有专家预测，今后 10 年平均期望寿命有可能增加 1 岁。应用基因技术可以将实验动物的寿命延长 1 倍，现在正在将某些成熟的基因技术应用于临床。另一种观点认为寿命增长有一个"天花板"，120 岁是一个极限值。目前的现实状况是高龄老人在增加的同时，高龄老人存活难度同样在增加。美国斯坦福大学医学院遗传学研究所杨·维吉研究组对 38 个国家的人类死亡数据库分析后得出：1920 年后 85 岁老人的存活率增长最快；1950 年后 90 岁老人的存活率增长最快；1980 年始，达到 99 岁这个门槛后，老年人存活率增长处于"平台期"，仅有小幅度上升。尽管这一时期的医疗水平进步明显，但 99 岁以上老人与衰老和疾病抗争的局面，并没有太大的胜算。杨·维吉研究组还应用国际长寿数据库数据，对美、英、法、日 4 国超级人瑞的资料分析后，得出人类寿命有一个天然极限的结论，就是稳定在 115 岁左右，但反对这一结论的大有人在。德国马克斯普朗克医学院杰姆斯·沃培尔认为,许多国家已经进入"平台期",还有一些国家还没有进入"平台期"。英国布莱顿大学(Brighton College)里查·发拉格认为,如果不加干预,增长寿命当然会有极限。但是杨·维吉坚持认为,干预对增长平均期望寿命有用,但是干预对延长最长寿命的作用有限。

科技在突飞猛进,斯坦福大学人口学教授什里帕德·度尔曼普尔认为,过去一个世纪人类寿命大约提高了 1 倍,我们现在已经站在有能力延长寿命的边缘,还有能力突破寿命的上限。因为我们已经掌握了延长寿命的大部分手段。目前,我们处于一个生命科技突飞猛进的时代,人类已经在和上帝抢夺生命的主导权。预计在未来若干年,生命科学在以下 4 个领域会有惊人的突破。

26.1 基因技术

2018 年,诺贝尔生理学或医学奖授予一位肿瘤精准治疗方面有突出成就的免疫科学家是有象征意义的,他开创了靶向治疗的先河。基因修复技术可以在实验室里删除危险基因,从实验室成就到临床应用还须假以时日,但基因修复技术提供了控制肿瘤发展的一缕曙光已是指日可待。

以端粒疗法为代表的 CRISR 技术已经在实验室里可以删除衰老基因,重返细胞的年轻态。这一技术应用于临床,有可能将延年益寿的目标提高一大步。基因检测技术能应用于癌症和遗传性疾病的诊断,可以为疾病的早期诊断和治疗提供有效手段。

总之,在生命科学领域,基因科学一日千里的发展,给疾病的诊断、治疗、预防提供了一种前所未有的希望,人类延长寿命的美好愿望依靠基因科学的成就,由美好愿望变为现实的速度在加快。

26.2　纳米技术

一个纳米等于 10 亿个分子米,大约一个原子的尺寸。在生命科学领域应用纳米技术已有成功的先例。重庆科研人员发现应用纳米技术的 OMOM 胶囊内镜检查代替胃镜检查,系统进行图像输送,可以早期诊断肿瘤。纳米技术还可应用于治疗,注射一管含有纳米的液体,几十万纳米进入血管,能清除血管内高密度脂蛋白,清除血栓,疏通血管,阻止动脉粥样硬化的进程,防止冠心病和脑血管病的发生。

26.3　人造器官

科学家在实验室里提取人体胚胎干细胞复制人体大型器官——心、肝、肾、肺后,能够像汽车换零件一样,什么器官老了、坏了,就提取自己的细胞,培养出一个新器官,人工器官移植就不缺来源。还有一个最新的报道,德国柏林新人类公司孵化器公司培育的一对婴儿问世,这对婴儿与妈妈的子宫无关,纯粹在机器中诞生。一对年轻夫妇将两个受精卵存放在孵化器后,就去旅游了。3个月后接公司电话说胎儿一切正常,6个月后他们在冰岛旅游时接到通知说胎儿各项指标已经成熟,可以"出锅"了。2018年11月3日,一对双胞胎诞生了。机器可以代替子宫孕育胎儿,人工培养器官可以代替失能的脏器。目前,除了大脑外,其他器官再生的梦想已成为现实。

26.4 抗衰老药

"影响寿命增长的关键因素就是健康领域的技术革命。"这是著名人口学家普来斯顿(Samuel Preston)的一句名言。近年来已出现曙光,在生命科学领域突出成就之一是在抗衰老方面的进步。华盛顿大学医学院依曼(Imai)在《细胞》杂志发表一篇论文,小鼠口服磷脂球,体内产生β烟酰胺单核苷酸(ENAMTP),平均剩余寿命延长4.6个月(相当人类13.6岁),寿命延长2.3倍。

动物实验发现ENAMTP能延长寿命的结论,经历一系列科学研究的进步,应用于人类同样能延长寿命。①华盛顿大学的研究证明,在小鼠和人体内ENAMTP的含量同样随年龄增长而逐渐减少,ENAMTP含量消长与衰老过程一致。研究还发现ENAMTP能提升体力,改善睡眠质量,增强认知能力,加速葡萄糖代谢,改善神经系统的功能。②哈佛大学医学院大卫·辛克莱教授发现,ENAMTP具有逆转衰老进程和延长寿命的作用,称它为人体抗衰老的"收割机"。③日本庆应大学研究发现ENAMTP具有使失去活力和衰老的干细胞重新恢复分化能力,恢复细胞正常功能的作用。④俄克拉荷马大学恩华里(Ungvari)在 *Redox Biology* 发表论文,证明ENAMTP具有改善大脑皮质神经元的功能,以及预防老年痴呆的作用。

在这些研究的基础上,日本新兴和药厂在 2016 年将ENAMTP制成药品,推向市场。但是有效剂量只达到1/40。美国霍伯麦(Henbalmax)公司通过媒催化技术提炼 ENAMTP,推向市场,商品名瑞维拓(Rtinvigorator)。目前,日本东京市场有售。

新泽西州立大学罗里亚教授认为,随着人类控制基因技术的进步,纳米技术的应用,抗衰老药的发现,人类寿命有可能超过当前的极限,即寿命达到 120～150 岁是可能的。10 年前还是幻想的事,有可能在不久的将来成为现实。不过持反对意见者大有人在。他们认为人很少能活过 120 岁,即使生活方式很健康,也很少有疾病发生,还会因脑部自然衰老和其他器官的衰老,最终无法避免走向自然死亡的终点。争论的焦点在于科技进步究竟能将人类寿命这个终点延迟多少时间。

人到百岁后,不仅关心生命的长度,还关心生命的质量。假如一个百岁寿翁有 10 年时间躺在床上,脑子迷糊,靠鼻饲过日子,这样的百岁,人们肯定是不会羡慕和欣赏的。长寿且健康才有意义,生命有质量才完美。科技进步对生命质量的作用,是另一个值得深入探讨的问题。

回到文章开头的故事。我们这一代人生在"动乱"的年代,长在红旗下,奋斗奉献在改革开放的时代,退休在民族复兴的大好时光。社会进步、经济发展、科技日新月异,一日千里。在这个大好时代,即使我们已到危机四伏的耄耋之年,只要心态好,乐观对待人生,采取健康的生活方式,延长寿命的目标还是掌握在自己的手里。保八迎九争百这 3 个年龄阶段的不同目标,相信大多数人能够实现,也应该成为老年人共同努力追求的目标。

27　活过百岁　梦想成真

——论科技进步对寿命的影响

人生有许多美梦,长命百岁是天字第一号的重要梦想。人生百岁不是梦,美梦成真是每个人都希望实现的愿望。

27.1　平均期望寿命在增长

国家制定"十四五"发展规划,到 2025 年我国人口的平均期望寿命会增加 1 岁。《"健康中国 2030 年"规划纲要》提出,到 2030 年我国人均期望寿命增加 2 岁,达到 79

岁。2019年上海的平均期望寿命是83.66岁,10年后我们的平均期望寿命会增长到几岁?这些既是国家关心的问题,更是我们每个人关心的问题,10年后每个人的健康和寿命将发生什么变化。

联合国制定的人类发展指数三大指标之一是平均期望寿命,它能综合反映社会经济发展水平,生活质量、医疗技术质量和人群的健康水平,是综合衡量社会进步程度的重要客观指标。我在20年前写过一篇文章,分析我国一些城市的平均期望寿命已经接近当时发达国家的平均水平,我国的经济还是中等发展国家的水平,但是部分地区平均期望寿命接近发达国家这一客观事实,肯定还存在其他的因素,特别是社会制度发挥着重要的作用。20世纪80年代初,中美卫生服务合作研究发现,美国用80年时间,平均期望寿命达到77岁,上海只用30年时间,平均期望寿命已达到同样水平,当时上海的经济水平只有美国的1/20,而平均期望寿命已经接近,这一事实说明我们的平均期望寿命增长具有超越经济发展水平的异乎寻常的能力。应该指出,美国的平均期望寿命在发达国家属于中等水平,并不是发达国家中最高的,我们应该以发达国家最先进的平均期望寿命标准作为我们努力的目标。

全国2010年平均期望寿命为74.9岁,2015年为76.3岁,2020年为77.3岁。前5年增加1.4岁,后5年增加 1.0 岁。过去这 10 年共增加 2.4 岁。《"健康中国 2030年"规划纲要》提出全国平均期望寿命要达到 79 岁，按照过去 10 年的发展速度，预计今后 10 年增加 1.7 岁是完全可能并有可能超额完成的。

上海的平均期望寿命在改革开放 40 年间的增加超过了 10 岁，1980 年为 72.77 岁。2010 年上海平均期望寿命为 80.26 岁，2015 年为 82.75 岁，2019 年为 83.66 岁，前 5年增加 2.49 岁，后 5 年增加 0.91 岁。《"健康中国 2030"规划纲要》提出人均健康寿命 10 年间增加 2 岁（不提平均期望寿命指标），按照平均期望寿命前 10 年的增长速度，预期上海后 10 年平均期望寿命超过 85 岁，达到发达国家最高水平 85～86 岁是可能的。

再引用一些不同时期百岁老人增长的数据，说明社会在进步，人类寿命在延长，百岁老人也在增加。我国 1953年百岁老人 3 384 人，2000 年 17 877 人，2014 年 58 789 人，2020 年全国人口普查后将会有精准的数据。全世界百岁老人 20 世纪 50 年代不到 1 万人，现在已有 34 万人。上海百岁老人 1953 年只有 1 人，2011 年 1 000 人，2019 年 2 657人。每 10 万人口中有 7 个百岁老人即为长寿地区的代表性指标，上海 2019 年百岁老人为 10 万分之 17.2，属于长寿地区之一。

根据老龄化的现象普遍，WHO 修改了中老年的界限,45～59岁为中年人,60～74岁为年轻老年人,75～89岁为老年人,90岁及以上为长寿老人。这个年龄界限在中年和老年之间铺设了一个缓冲区,特别是在"老人"之前加了一个"年轻"的定语,让75岁以前的老人感到自己还年轻。过去60岁就称为老年人,现在75岁才算是跨进老年的门槛。

一个甲子为60周年。人天赋的寿命,叫"天年",即自然赋予人的寿命,数目是两个甲子,即120岁。寿命不到60岁(没过天年的一半)称夭折,特殊的身体体质、遗传因素和意外伤害等原因才造成夭折,现在的医学水平应该很少有夭折发生。寿命9折称米寿为108岁,寿命8折称茶寿为96岁,寿命7折为84岁,寿命6折为72岁。民间有一个俗话,不是很科学,但有一点道理,"七十三、八十四,阎王不请自己去",是指人过70岁以后,身体衰老加速,器官退化严重,免疫能力减退,自身的适应能力不足以适应身体的衰老转变,各种慢性疾病频繁发生。过了80岁,人转入老年阶段,身体适应能力有所加强,衰老进入一个平缓发展的时期,生命算是又闯过了一关。

列举这些数据是为了说明国家在进步,社会在发展,寿命在提高,作为一个耄耋老人应该思考今后10年生活会有什么变化,自己的健康和寿命又会有什么变化,特别是要思考科技进步、医疗技术发展对人的健康和寿命发生的巨大改变。

我是 1957 年上海第一医学院公共卫生专业的毕业生,记得在校友毕业 60 周年和学校成立 90 周年的聚会上,我曾倡议:让我们在母校成立 100 周年和毕业 70 周年时再相会。老同学们听后炸了锅,笑言那时我们不知道到哪里了。我敢肯定一定会有相当多的老同学一起见证 10 年后那一天,只是不敢保证每一个校友都能活到那一天而已。我的信心来源于我们学的是预防医学,保护人群健康是预防医学的宗旨,也包括保护自己的健康。我们在年轻时就明白健康生活方式和科学养生方法的重要性,关键是持之以恒,几十年如一日,年轻时我们已经在为践行健康生活方式打下良好的基础。除了我们的这种专业特殊优势以外,我们也有共性,我们生活在一个美好的时代,要以更加积极、乐观的心态享有国家改革开放的成果。

27.2 寿命增长的动力

展望未来 10 年,影响人均期望寿命提高的积极因素主要体现在以下 4 个方面。

1) 经济学家们预测 2025 年我国人均 GDP 将超过12 375 美元,这是衡量国家经济水平的最基本标准和门槛。再过 5 年,到 2030 年我国的经济总量可能达到或超过美国的水平,我国人均期望寿命本身具有超过经济发展水平的优越能力。经济发展一旦进入发达国家的行列,平均期望寿命自然会更上一层楼，这是可以预期的。

2）控制新冠肺炎疫情成功的经验增强了我们的信心。武汉、湖北新冠肺炎疫情流行2～3个月就控制了；北京、乌鲁木齐、大连、青岛、河北、上海等地陆续散发，也很快控制了。世界各地第一次新冠肺炎疫情大流行，我国控制了流行；第二次大流行，我国仍然能外防输入，内防反弹，不让疾病发生流行。这些成功经验的背后，是党的正确决策和指挥，是独特的社会制度优越性在发挥作用。重要的是通过新冠肺炎疫情流行的教训，党和政府一定会更加重视保护人民群众的健康，重视医疗卫生事业发展，重视公共卫生的发展，增加医务卫生人员的培养，增加卫生事业费用的投入，健全医疗保障制度的建设，在我国历史上对卫生事业的重视程度，从来没有达到今天的高度，这对卫生事业发展和人民健康改善将产生长远深刻的影响，一定会惠及全国每个人今后的生活、健康和延长寿命之中。

3）随着经济发展和社会进步，居民的营养状况进一步提高，健康意识不断增加，卫生服务可及性不断改善，社会保障覆盖进一步提高，这些在《"健康中国2030年"规划纲要》中都有具体的目标和实施的步骤。可以预见人民群众的健康体质和素养都会进一步提高。

4）科技是生产力，也是提高人民健康状况的原动力。

20世纪人民健康水平大幅提高的原因之一是医疗卫生事业中三大科技成就:消毒、疫苗和抗生素。三大科技成就成为控制传染病的有力武器。第一次卫生革命成功的原因主要是科技进步。第二次卫生革命以控制慢性非传染性疾病为目标,同样靠科技进步。近3年诺贝尔奖在生物学、化学和物理学领域的成就,都与生命科学和医疗技术密切相关,这就是一个证明。

我国今后10年间经济不断发展,疫情发生后新政策的实施,《"健康中国2030年"规划纲要》的实施和高新医疗科技日新月异进步,都会对人群健康和寿命发挥积极的重要的作用。我国人民会普遍享受到它的成就,并显示出在平均期望寿命方面的优势。这4个因素对寿命影响而言都是外因,外因是条件,内因才是决定因素,内因就是人的主观能动性,就是人们对自己健康的关心和信心。长寿要合天时、地利、人和3个因素,缺一不可。上述4个因素是天时和地利因素,人和还要看人的遗传特征和主观努力,能为提高自己健康和寿命不懈努力,可归纳为人的认识、思考和行动6个字。①认识,是要以积极乐观的态度对待自己的健康,要认识到长寿不是遥不可及、高不可攀的,自己的寿命很大程度是由自己的努力决定的,生命过程中大部分因素是自己可以控制的,路就在自己脚下。②思考,是要按四梁八柱列举的长寿框架因素,分析回忆自己的行为和生活方式中,哪些是自己的优势,哪些是劣势,扬长弃短、坚持健康的生活方式,摒弃不良习惯,并付诸行动。③行动,是要坚持,几十年如一日的坚持,年年坚持、月月坚持、天天坚持并持之以恒一辈子。做到 5 个好(喝好、吃好、睡好、动好和心态好)不难,难的是一辈子坚持。这 5 个好在人们日常生活中时时、处处都会遇到,为了实现健康长寿,坚持做好每一天每一件生活小事,坚持 5 好,平凡中见真理,日积月累坚持数年,必见成效。

只有将长寿这一错综复杂又遥不可及的梦想,转变为简单而又具体的行动,将这个难以攀越以至不可能的梦想,转变成为可能,美梦成真,行动是关键。路在自己脚下,活过一百岁不是梦。

附 录

28 衰老的自我测评方法 ————————————

衰老是自然规律,无法避免,但是可以延迟,也可以自我测评。当人们发现自己身上出现衰老迹象时,努力找出引起衰老的原因,予以纠正,可以推迟衰老的进程,是延年益寿最有效的途径。

28.1 体质测评

体质测评是指检测人体功能和自己年龄相称的体能状况,是有目的地提高自己体能的有效途径。

1) 体质评分 闭双眼单脚站立,一脚抬起离地 20 厘米左右,然后计算单腿站立时间,能坚持 1 分钟以上者得 10 分,30 秒以上者得 5 分,15 秒以上者得 3 分,5 秒以上者得 1 分。日本京都府大学山田指出,用单脚站立的时间来判断身体老龄化的程度,判断参考标准是:男性 30~39 岁为 9.0 秒,40~49 岁为 8.4 秒,50~59 岁为 7.4 秒,60~69 岁为 5.8 秒,70~79 岁为 3.3 秒。女性站立时间略长于男性,测评标准应比男性推迟 10 岁。

2)爬楼梯 以 1 秒 1 个台阶的速度登上 4 层楼,没有累的感觉者得 10 分,略有腿酸的感觉但呼吸变化不大者得 8 分,心跳和呼吸明显加快者得 5 分,明显走不动者得 3 分,途中需休息再走者得 1 分。

3)每周锻炼的时间和次数 每周有 4 次 1 小时以上锻炼活动者得 10 分,每周有 2 次 1 小时以上锻炼活动者得 8 分,每周有 1 次 1 小时锻炼活动者得 5 分,每周有锻炼活动但不到 1 小时者得 3 分,只有简单锻炼、活动或不活动者得 1 分。

4)精神状况的自我感觉 自我感觉良好者得 10 分,感觉还可以者得 8 分,自我感觉一般者得 5 分,自我感觉不太好者得 3 分,自我感觉很差者得 1 分。

5)坚持慢跑(年龄大的走路) 能跑 30 分钟及以上者得 10 分,20～25 分钟者得 8 分,15～20 分钟者得 5 分,10～15 分钟者得 3 分,只能走 10 分钟及以下者得 1 分。

上述 5 项测评项目总分在 45 分以上者为体质优良,40～45 分者为体质良好,30～39 分者为体质一般,20～29 分者为体质较差,得分在 20 分以下者体质很差。

28.2 肌肉力量测评

1)腹肌测评 仰卧,双手放在脑后,做仰卧起坐呈 90°。

2）双臂做俯卧撑　动作要求不塌腰、翘臀。

3）肱二头肌单杠引体向上　要求拉到下颏高于单杠。

4）背肌测评　俯卧,双手放在脑后,做抬起头和上身的动作。

5）腿部测评　站立,双脚分开同肩宽,双手叉腰做半蹲动作。

以上 5 个动作的要求是:女性在 7 次以上者,男性在 9 次以上者为很好;女性在 5～6 次,男性在 7～8 次为好;女性在 3～4 次,男性在 5～6 次为一般;女性在 1～2 次,男性在 4 次以下为差。力量测评要参考年龄,对高龄老人应该免除力量测评项目。

28.3　体重指数和身高腰围指数测评

这是一项应用很普及的测量项目。用自己的体重(千克)除以身高平方(米),得出的数值为体重指数(BMI)。我国居民男女都采用同一个体重指数:＜18.5 为体重过轻,18.5～23.9 为体重正常,24.0～27.9 为超重,＞28 为肥胖。

身高腰围指数测评的方法是用腰围除以身高得出身高腰围指数。我国男女居民采用相同的身高腰围指数评定值:＜0.5 为正常,＞0.5 就进入肥胖行列。

28.4 心理年龄测试

1) 困难对你来说是：①挑战；②需要克服的麻烦；③不愿意去想。

2) 上班途中,遇上一个啰唆的同事,你会：①尽量走慢点,不想和他一路走；②跟他打招呼,并快步超过他；③快步赶上他,一路上谈笑风生走到办公室。

3) 你会因为心里难受而哭泣吗？①会；②难说；③不会。

4) 你认为自己是一个中庸的人吗？①绝对不会；②回答不了；③有可能。

5) 你通常要与什么年龄阶段的人来往？①比自己年轻的人；②和自己年龄相仿的人；③比自己年长的人。

6) 周末你通常是怎么过的？①在家补睡觉；②和朋友一起出去娱乐；③自己在家做家务。

7) 你会梦想拥有一辆豪华车辆吗？①梦寐求之；②觉得不实际；③从来不想。

8) 跟朋友约会外出吃饭,临时被取消了,你的反应是：①数落、抱怨朋友；②虽然不吃饭,但是语气缓和能接受；③放下电话,自言自语,表达不满。

9) 出外旅行或参加重大会议前提议案,晚上你的睡眠状况如何？①激动高兴,辗转反侧,不能入睡；②准备好了,就入睡；③睡不着觉。

10）你愿意搬到乡下去居住吗？①现在不想；②偶然出去度假可以考虑；③觉得乡下生活很适合自己。

11）你觉得哪一个比喻很适合自己的人生态度？①人生就是一场冒险的游戏；②人生就是一场赌博；③人生就是一场梦。

12）学习新事物，你的态度是：①很好玩；②比较容易；③比较困难。

13）你多久会改变一次自己的发型？①1个月内；②3个月内；③1年也不会改变。

14）你认为要改变自己的生活习惯是一件很困难的事吗？①不觉得困难；②要看是什么生活习惯；③很困难。

15）你喜欢回忆以往的苦难吗？①不喜欢，更喜欢憧憬未来；②触景生情，还是要回忆；③经常沉浸在回忆过去的漩涡里。

16）你通宵达旦干一件事，第二天去上班，你会：①和平时一样；②喝点咖啡，抽空打个瞌睡；③整天萎靡不振。

17）周围有人说你固执吗？①没有；②不清楚；③有。

18）一旦下决心后马上行动，不考虑后果。①有；②有时有；③没有。

19）情绪波动大的时候，有时候容易发怒，你会：①是的,难以控制情绪;②不一定,要看情况;③不会的。

20)对小说、电影和娱乐节目失去兴趣,认为那是幼稚、肤浅的。①不是的;②有时有;③是的。

21)你非常关心自己的健康吗?①很少关心;②生病时关心;③随时关心。

22)对陌生的人和事,你有旺盛的好奇心。①有的;②不一定;③基本没有。

23)对时下流行的语言和服饰,你了解吗?①属于流行尖端的人物;②知道某些方面;③感到不可思议。

24)你能集中注意力于一件事多久?①可以废寝忘食关注;②要看具体情况;③不知道,很难关注什么事。

25)你朋友外出,要你帮他照顾5岁小孩,你会:①与小朋友一起看动画片;②给小朋友吃东西,让他安静;③给小朋友讲故事,哄他睡觉。

28.5 心理老化的自测方法

同龄人,由于生理老化程度不同,心理老化程度也不同。下列13条主观测试方法,可供自己测试心理老化程度时参考。

1)办事效率低,记忆力日渐减退,好忘事,特别是近事易忘,优柔寡断。缺乏朝气,做事磨磨叽叽,一拖再拖。

2)性情急躁,遇有急事总是焦躁不安,生活中越来越感情用事,言行中智慧成分减少,容易曲解他人好意,听不进别人意见。不冷静,一触即发。

3）固执己见,凡事总是以我为主,不管做什么事,都按自己的意愿处理。

4）对事业没有创新思维,竞争意识退化。常感到空虚乏味,办事越来越力不从心。

5）自卑心重,沉默寡言,性格孤僻,胆小怕事,不爱交际,缺乏生活热情,无创造力和事业心。生活简单随便,常有等死的念头。独处时会长吁短叹,面对外面的精彩世界,常感到自己已经落伍。

6）情绪低落,对任何事情都不感兴趣,生活没有目标。

7）松散懒惰,精神不振,常感精力不济。好静恶噪,睡意绵绵,靠喝酒强打精神。

8）性格孤僻,喜爱独来独往,我行我素。不喜欢和陌生人交流,往往寻找借口避免与陌生人接触。

9）容易情绪化,喜怒哀乐频繁出现,做人做事有"神经质"的表现。

10）神情恍惚,喜欢沉浸在过去的回忆。感情脆弱,情绪儿童化,时冷时热。对那些没价值的东西反而感兴趣。爱唠叨,不管他人是否爱听。

11）多疑、固执、刻板,因循守旧,疑虑缠身,常以莫须有的名义和清规戒律约束自己,有时会有恐惧感,怕有飞来横祸殃及自己。对自己的疾病过分忧虑、多疑,有时会将一般的疾病想象为很严重的肿瘤。

12)敏感,心胸狭窄,嫉妒心重。常因小事争吵不休或因看不惯的小事耿耿于怀,唯我独尊。

13)喜欢夸耀自己过去的本领和功劳。

以上现象如果出现 12~13 条者为极高心理衰老,出现 10~11 条者为显著心理衰老,出现 7~9 条者为比较心理衰老,出现 4~6 条者为有些心理衰老,出现 3 条以下者为基本无心理衰老现象。

也有专家提出以下 8 条自测心理衰老的标准,供参考:①自卑心理;②办事效率明显比过去低;③竞争意识退步;④对周围发生的事物,反应冷漠,或视而不见;⑤固执己见;⑥松散懒惰;⑦性格孤僻;⑧思想迟钝。

28.6 寿命的自我测试方法

以下引用美国戴维·德姆科的测试方法,适用于 79 岁年龄组及以上人群组。根据影响寿命的主要因素及其影响程度,在测试年龄的基础上,加减 20 个影响因素的总和,得出预测年龄。

1)你有没有每年做一次体格检查?有,加 3 岁;没有,减 3 岁。

2)如果你祖父母、父母的年龄都在 90 岁以上。加

3岁。

3）你接受过大学教育吗？如果是,加2岁。

4）你是一个人生活吗？如果是,减3岁。

5）你有没有一个或几个能倾听你所有问题的知心朋友？如果有,加2岁;没有,减2岁。

6）你的精神状态健康吗？如果健康,加4岁。

7）你有没有幽默感？如果有,加3岁;没有,减3岁。

8）你有没有参加社会活动和志愿者等公益活动？如果有,加2岁。

9）你有没有参加有氧锻炼活动？如果有,加3岁。

10）你有没有均衡饮食的习惯？如果有,加2岁;没有,减3岁。

11）如果你一会儿节食,一会儿又暴饮暴食,减5岁。

12）你有没有抽烟史？如果有,减8岁。

13）如果你和吸烟者在一起工作和生活,减2岁。

14）如果你的体重波动维持在3千克以内,加5岁;波动在6千克以上,减3岁。

15）如果你有饲养猫、狗的兴趣,加2岁;饲养安静动物（如鱼类）和种植花草的,加1岁。

16）你上班如果走路,加2岁;乘公共交通工具,加1岁;自己开车减3岁。

17）你如果有2个以上子女,加2岁。

18) 你现在处于恋爱中,加 7 岁。

19) 你有没有遗传性疾病的家族史? 如果有,减 2 岁。

20) 你强烈希望自己长寿吗? 如果有,加 4 岁。

后　　记

　　2021年是我们结婚61年,金婚50年已很珍贵,60年更难能可贵。我们用什么方式来纪念?还是写点文章、留点文字记录最有意义。将自己获得健康、延缓衰老的学习心得和体会记录下来,与大家分享,同登寿域,最有意义。这是编写这本小册子的初衷。

　　获得健康(Get Healthy)是2019年WHO提出的口号,倡导在全球范围开展获得健康的活动。联系自己,退休20年,生活压力少了,业务担子卸了,经济负担轻了,但是衰老在加速,健康状态每况愈下。如何缓解衰老的进程,获得健康,开开心心过好每一天,是我们必须思考的头等大事。用自己的专业知识联系自己的行为生活方式,思考那些影响健康、衰老和寿命的因素,选择健康的生活方式,摒弃有害的生活方式,将获得健康、延缓衰老、延长寿命三位一体列为观察、思考和行动的主题,留下一些心得体会和文字记录。复旦大学公共卫生学院姜庆五院长鼓励我公开出版,能够让更多老年人分享获得健康、延缓衰老的经验,共同参与维护健康、延缓衰老、延长寿命的活动中。

我们公共卫生学院在预防传染病和慢性非传染病领域做出了重要贡献,成就有目共睹。第三次卫生革命倡导提高生活质量,促进健康,开创人人享受卫生保健的新时代。我们更加有责任帮助人人为获得健康的行动做出努力。还要在学科建设、人才培养、科研方向等多个方面继续为第三次卫生革命做贡献,不断在获得健康、延缓衰老、延长寿命的领域中,展开新的探索研究。宏观与微观相结合研究是我们的传统,大规模人群调查、回顾与前瞻研究是我们的优势,应用于获得健康的研究领域,可以获得创新意义的成果。这本小册子只是根据文献结合自己思考提出一些粗浅认识和体会,局限性明显,错误难免,欢迎指正。期望学者们今后能在获得健康、延缓衰老、延长人类寿命的领域深入探索研究,取得新成果;读者们能在阅读本书中受益,坚持健康生活方式,纠正个别的不良习惯,此愿足矣。

本书编写中得到复旦大学上海医学院内科学教授杨秉辉作序,严非教授、赵琦副教授、贺琦编辑的帮助,在此一并感谢。

2021 年 4 月

227

后记

图书在版编目（CIP）数据

长寿的四梁八柱/龚幼龙编著. —上海：复旦大学出版社,2021.6
ISBN 978-7-309-15614-0

Ⅰ.①长⋯ Ⅱ.①龚⋯ Ⅲ.①长寿-保健-基本知识 Ⅳ.①R161.7

中国版本图书馆 CIP 数据核字（2021）第 072306 号

长寿的四梁八柱
龚幼龙 编著
责任编辑/贺 琦

复旦大学出版社有限公司出版发行
上海市国权路 579 号 邮编：200433
网址：fupnet@ fudanpress. com http://www. fudanpress. com
门市零售：86-21-65102580 团体订购：86-21-65104505
出版部电话：86-21-65642845
上海四维数字图文有限公司

开本 890×1240 1/32 印张 7.5 字数 127 千
2021 年 6 月第 1 版第 1 次印刷

ISBN 978-7-309-15614-0/R · 1872
定价：39.00 元